LA TRÉPANATION

CHIRURGIE DE GUERRE

LA TRÉPANATION

PAR

Le Docteur Henri BRODIER

Ancien chef de Clinique chirurgicale de la Faculté de Paris
Médecin major de 1re classe
Médecin-chef de l'Hôpital temporaire n° 5 à Verdun
(1er août 1914 — 4 juin 1915)
Médecin-chef de l'Hôpital temporaire n° 4 à Verdun
Hôpital Saint-Nicolas

A. MALOINE ET FILS, ÉDITEURS
27, RUE DE L'ÉCOLE-DE-MÉDECINE, 27
PARIS. 1916

TRÉPANATIONS

La trépanation

Par M. Henri BRODIER

CHAPITRE PREMIER

Technique personnelle de trépanation

Pendant seize mois passés à Verdun à la tête d'un Hôpital de Chirurgie, j'ai observé 400 cas de plaies de la tête et du cuir chevelu qui ont nécessité 200 interventions craniennes et 25 explorations sans trépanation. Voici la technique opératoire que l'expérience m'a fait adopter et qui m'a donné les meilleurs résultats :

Soins préliminaires

Les soins préliminaires consistent à faire sur le cuir chevelu préalablement rasé :

1° Un *premier lavage à la teinture d'iode* à l'aide d'une compresse et à attendre le vernissage du cuir chevelu avant de pratiquer :

2° Une *seconde imprégnation du cuir chevelu à la teinture d'iode.*

Instrumentation

1° Les *instruments servant à explorer ou à traiter les plaies infectées du cuir chevelu* sont mis dans un plateau (bistouri, sonde cannelée, pinces de Kocher en grand nombre, pinces à disséquer à griffes, aiguilles à suture, ciseaux, etc.), *plateau à instruments exocraniens* ;

2° Les *instruments destinés à l'exploration ou à l'intervention intra-cranienne* sont déposés dans un autre plateau et sont exclusivement réservés à cet usage. *Plateau à instruments endocraniens.*

(En plus des instruments nécessaires pour la trépanation proprement dite, il convient de *mettre dans ce plateau des pinces hémostatiques, des curettes. L'élévateur* rend de grands services. Quant aux *pinces-gouges*, elles sont indispensables et *deux modèles* de dimensions différentes suffisent pour tous les cas.)

Technique opératoire

1° Incision semi-circulaire *assurant un lambeau permettant de recouvrir complètement la perte de substance cranienne osseuse*. Quand la disposition des plaies empêche de faire l'incision semi-circulaire typique, le procédé en V ou en T peut toujours donner à l'opérateur des téguments suffisants pour abriter la perte de substance osseuse.

2° *Résection des bords des plaies de guerre:*

a) soit au bistouri ;

b) soit *aux ciseaux*. Les ciseaux sont préférables.

La résection des bords comprend toute l'épaisseur du lambeau.

3° *Trépanation. Limitation de perte de paroi cranienne* déterminée par :

a) Décompression suffisante du cerveau ;

b) Ouverture minima permettant intervention intra-cranienne ;

c) Par ablation de toute esquille osseuse et par netteté des rebords osseux.

4° *Incision de la dure-mère*. Incision à type crucial.

5° *Irrigation cérébrale avec alcool à 95 degrés.*

6° Application :

a) *d'une mèche alcoolisée* dont l'extrémité sort à l'extérieur dans un *point déclive, éloigné de la perte de substance cranienne osseuse ;*

b) ou de *deux mèches alcoolisées* si la trépanation est *double.*

7° *Suture du cuir chevelu.*

8° *Imbibition avec alcool à 95 degrés* de la *mèche extérieure* (trépanation simple) ou *des mèches extérieures* (trépanation double).

9° *Application de teinture d'iode sur la suture.*

Nota. — S'il y a un projectile intra-cranien, l'extraire si possible, utiliser la même voie que le projectile qui a détruit la substance cérébrale sur son passage, le faire d'ailleurs avec la prudence chirurgicale.

La caractéristique de cette méthode de trépanation réside dans les points suivants :

1° *Excision des bords des plaies de guerre ou traumatiques infectées* transformées de la sorte en *plaies chirurgicales aseptiques* qu'on suture. Cette excision se fait aussitôt le lambeau tracé jusqu'à l'os. Après que la rugine a décollé le lambeau doublé de périoste, les ciseaux ou le bistouri sont employés pour la section nette des bords des plaies de guerre ou des plaies traumatiques. Le volet du cuir chevelu ou les lambeaux cutanés qui recouvriront la perte de substance osseuse seront doublés de périoste et il n'est pas impossible que ce périoste puisse jouer un rôle ostéogénique comme semblent l'avoir démontré dans quelques cas les autopsies faites pour des trépanations anciennes chez des épileptiques (Jourdan).

Primitivement je faisais le nettoyage des plaies externes et l'excision après l'intervention cranienne. J'ai été amené par la suite à modifier cette façon de faire. *Les plaies de guerre infectées doivent être largement réséquées aussitôt les lambeaux taillés.* C'est un perfectionnement de détail opératoire qui a une grande importance au point de vue facilité de désinfection et prévention de l'infection. La *méthode opératoire se trouve être ainsi simplifiée* et les lambeaux se réunissent toujours rapidement par première intention.

2° *Emploi abondant et exclusif de l'alcool à 95 degrés dans la cavité cranienne.* Cet emploi ne peut être mieux comparé qu'à celui de l'éther utilisé pour les cavités abdominales.

3° *Utilisation d'un ou plusieurs lambeaux du cuir chevelu pour recouvrir totalement la perte de paroi cranienne* et pour prévenir l'issue extérieure du cerveau (simple drainage latéral par une compresse).

4° *Pansement.* — La façon de panser la plaie post-opératoire constitue à mes yeux un facteur aussi important que celui représenté par la méthode de trépanation.

Le *pansement est fait tous les deux jours.* Il consiste à *changer la mèche* et à réintroduire une *mèche imbibée d'alcool à 95 degrés.*

Dans quelques cas rares où une hémorragie de sinus ou du pressoir d'Hérophile a nécessité une compression sous-cutanée au niveau de la brèche osseuse, la mèche de drainage, au lieu d'être retirée, est simplement attirée au dehors de façon à desserrer le tampon de gaze et décomprimer légèrement le cerveau et son extrémité est baignée d'alcool à 95 degrés. En réalité on diminue la compression et on raccourcit la première mèche.

Avec cette façon de procéder on évite toute suppuration. Dans les plaies cérébrales à l'air libre, dues aux incisions cruciales, que nous avons reçues des ambulances où les blessés avaient été trépanés, le pansement à l'alcool a, en quarante-huit heures, supprimé toute sanie et toute suppuration et l'élimination cérébrale se fait sans liquides purulents ou louches.

La méthode de pansement tient dans cette formule — *pansement rare*, — pansement fait à l'aide d'une *mèche de gaze alcoolisée*.

Grâce à cette technique de trépanation, j'ai pu avoir à l'Hôpital n° 1 un peu plus des deux tiers d'évacués parmi mes trépanés, tandis qu'à l'Hôpital n° 5, dans les premiers mois de la guerre, la moitié seulement plus un de mes trépanés a été évacuée sur les hôpitaux de l'intérieur et présentait un état satisfaisant.

Planches schématiques

Les planches schématiques sont destinées à montrer les premiers et les derniers temps de l'intervention chirurgicale. Création d'un lambeau suffisant pour recouvrir complètement la perte de substance cranienne. Aussitôt le lambeau rabattu, résection des bords de la plaie de guerre.

Les figures 1, 2 et 3 représentent les premiers temps de l'intervention avant d'aborder la plaie osseuse. Les figures 4 et 5 ont trait à l'intervention osseuse. La figure 6 représente schématiquement le mode de fermeture.

PLANCHE I

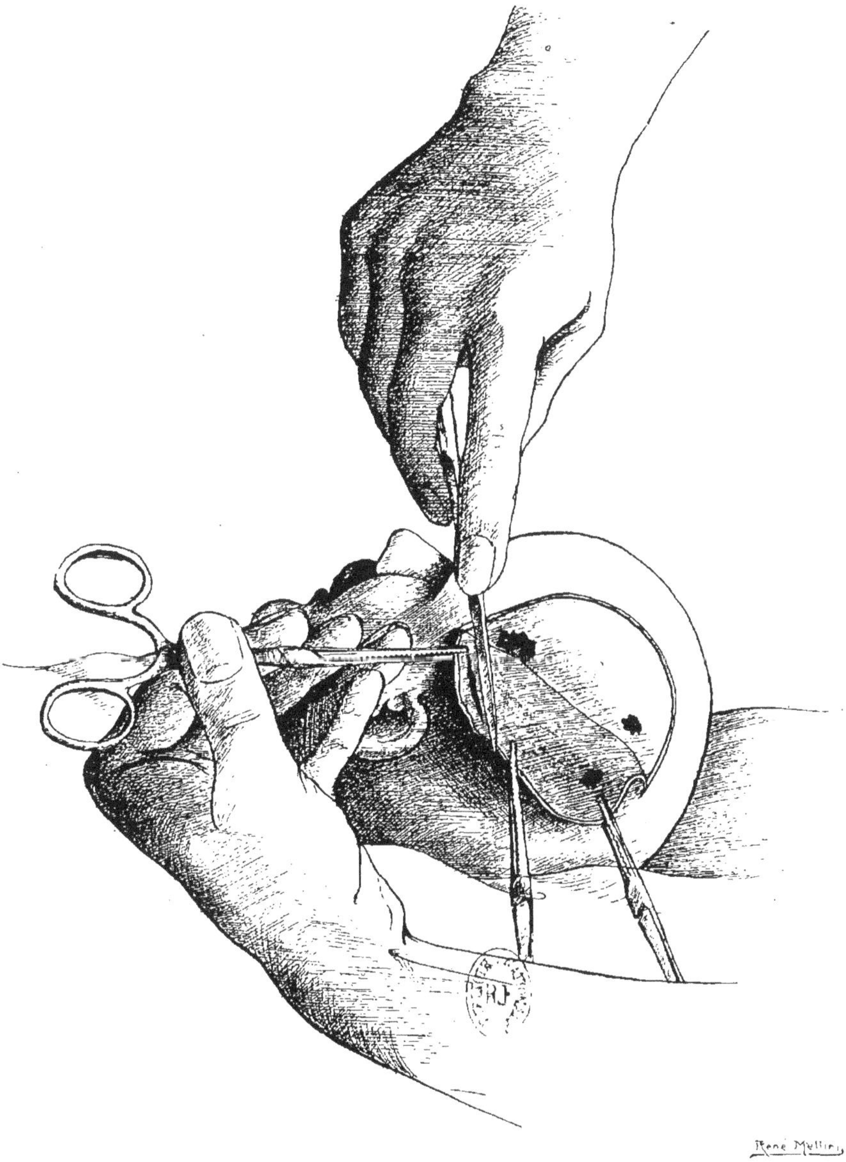

FIG. 1. — Incision semi-circulaire pour constituer un volet cutané destiné à recouvrir la perte de substance osseuse, résection à l'aide du bistouri de la plaie de sortie du projectile.

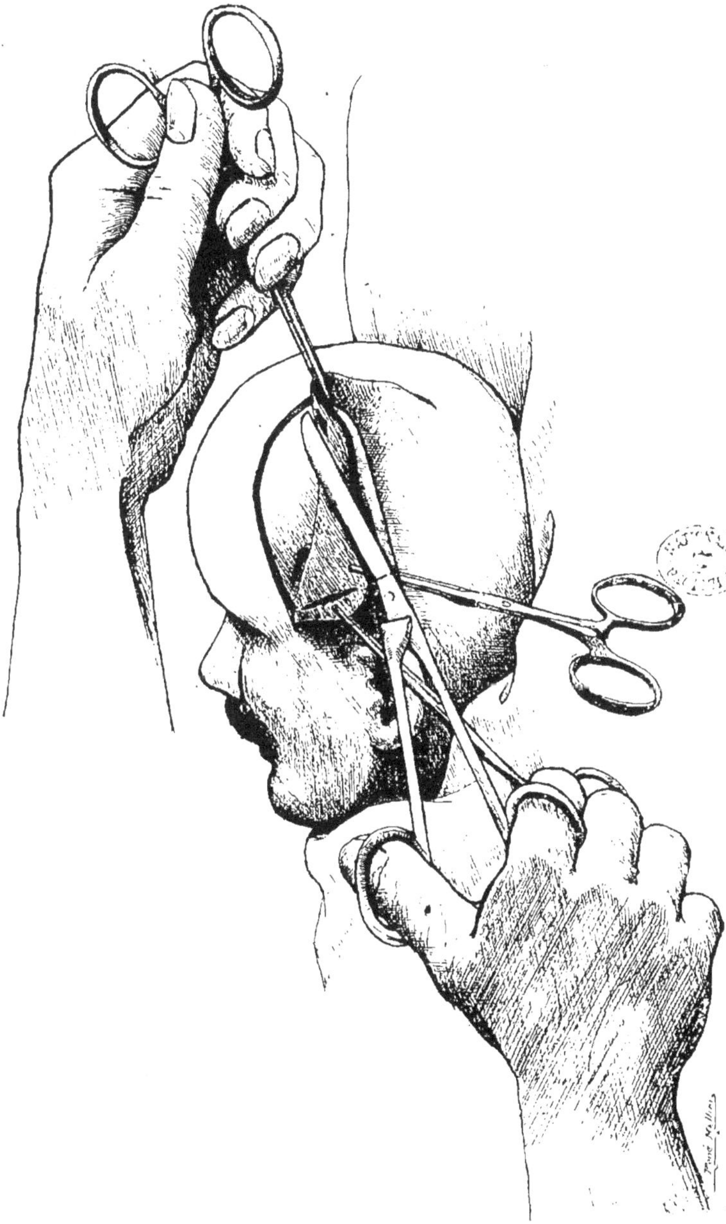

FIG. 2. — Résection à l'aide des ciseaux de la plaie d'entrée du projectile.

Planche III

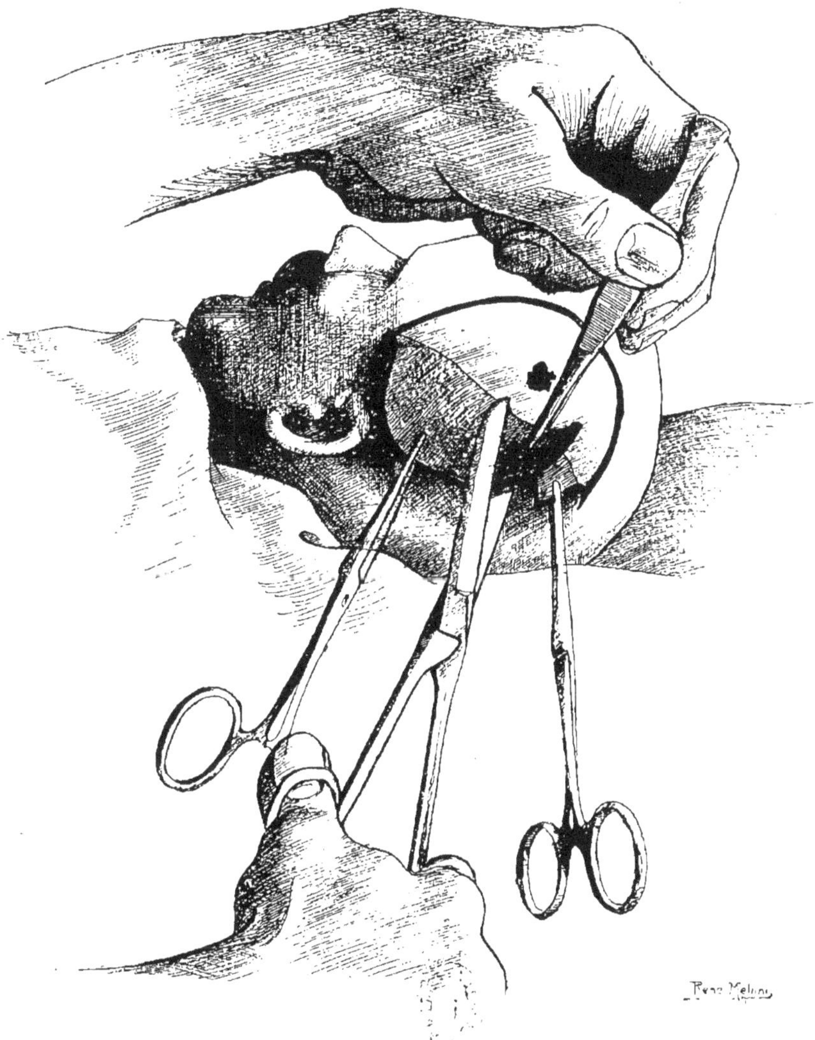

Fig. 3. — Résection à l'aide des ciseaux d'un lambeau en V comprenant l'orifice d'entrée d'un projectile.

PLANCHE IV

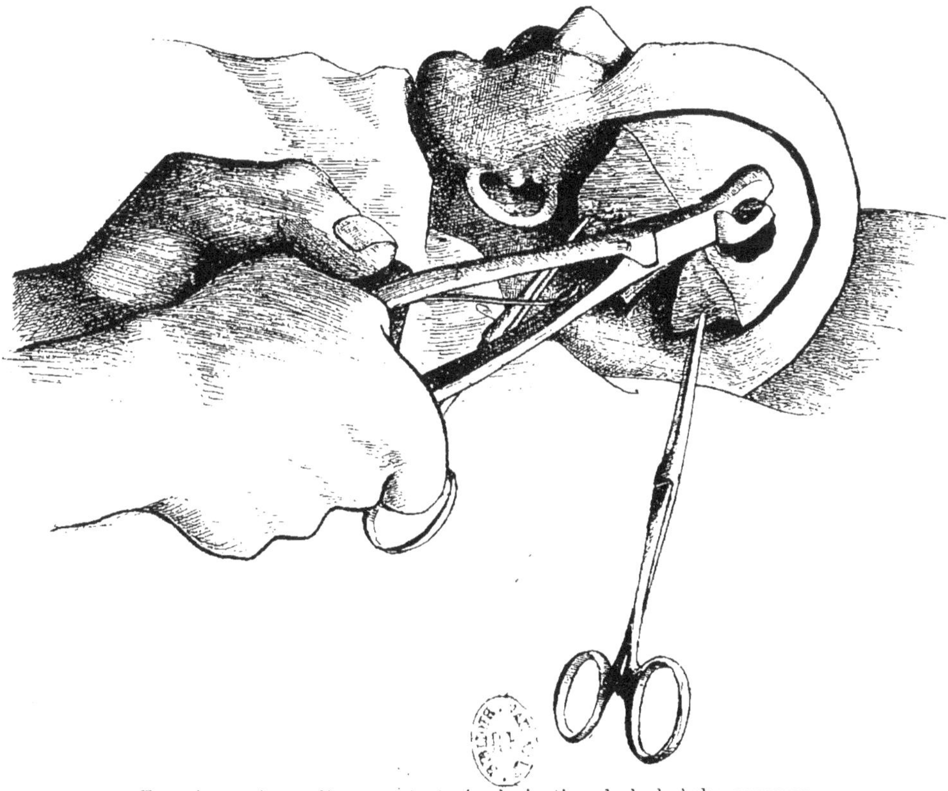

FIG. 4. — Agrandissement et régularisation de la brèche osseuse à l'aide de la pince-gouge.

Planche V

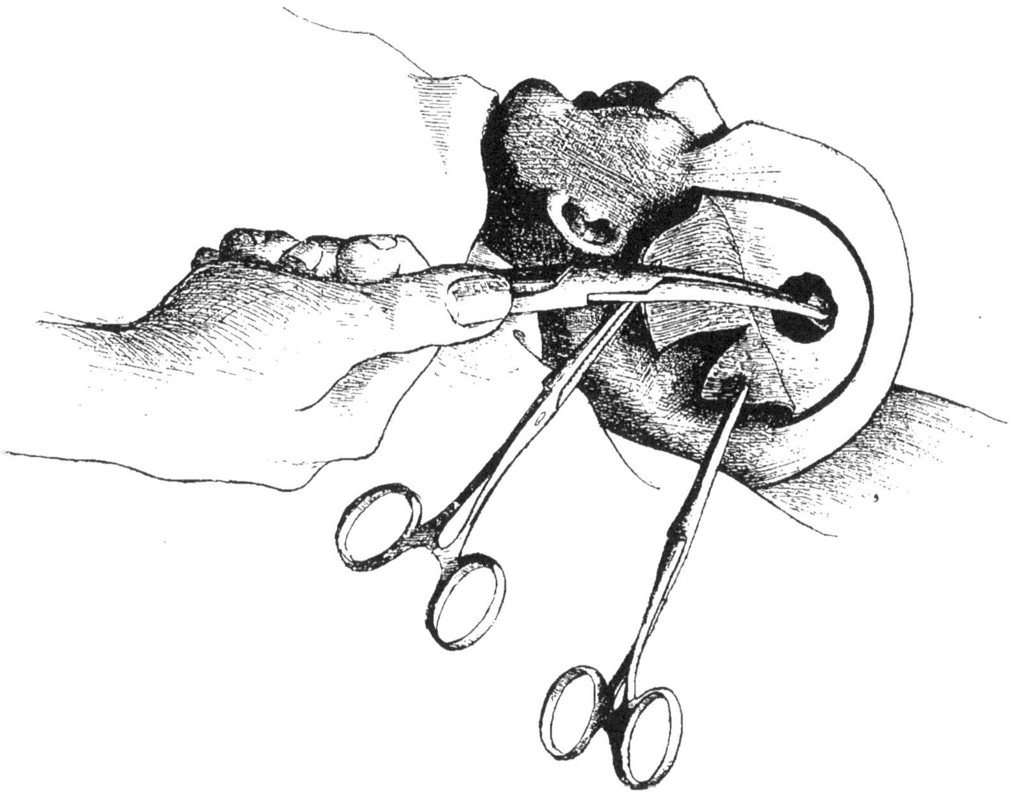

Fig. 5. — Extraction des esquilles à l'aide de la pince à esquilles.

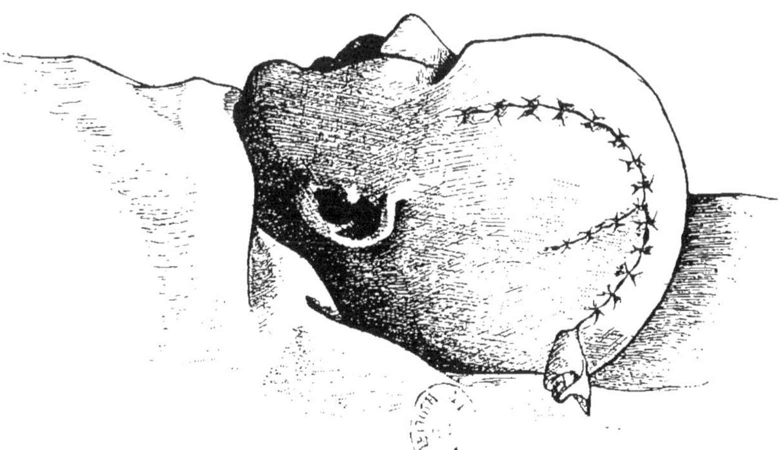

Fig. 6. — Suture totale ; les plaies de guerre septiques ont été réséquées totalement et transformées en plaies chirurgicales aseptiques suturées. A la partie postéro-inférieure de la suture, on voit la mèche de gaze alcoolisée qui joue à la fois le rôle de drain et de gaze protectrice.

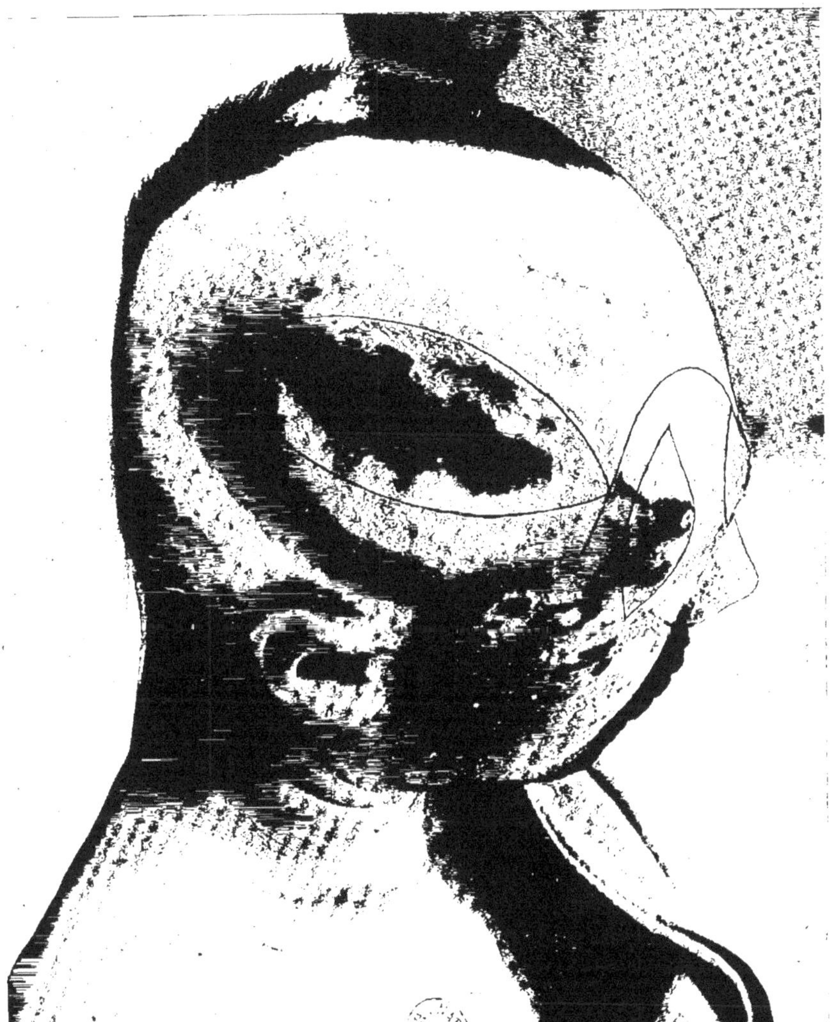

Fig. 7. — Aspect de la blessure avant la trépanation. Échancrure temporo-pariétale et plaie frontale droites. Au-dessus du nez, dans la région frontale médiane inférieure, on aperçoit le contour d'une plaie frontale près du plan médian sagittal. D'après l'exploration, le projectile a traversé la région frontale antérieure. L'échancrure est superficielle et le crâne est dénudé à ce niveau.

Les lignes d'incision sont tracées en rouge.

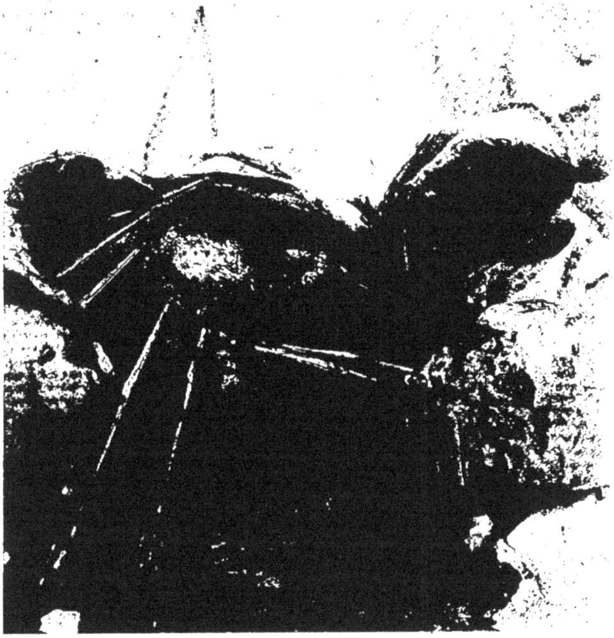

FIG. 8. — Aspect de la première trépanation frontale.

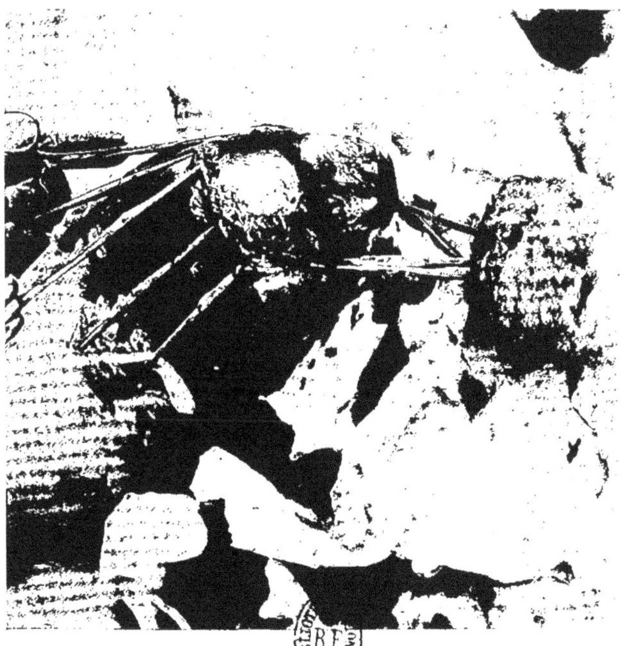

FIG. 9. — Aspect du second enfoncement crânien fronto-temporal.

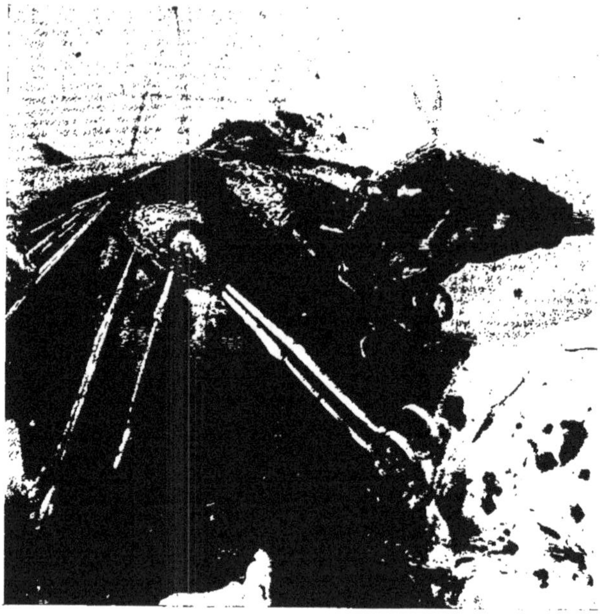

FIG. 10. — Aspect de la seconde trépanation.

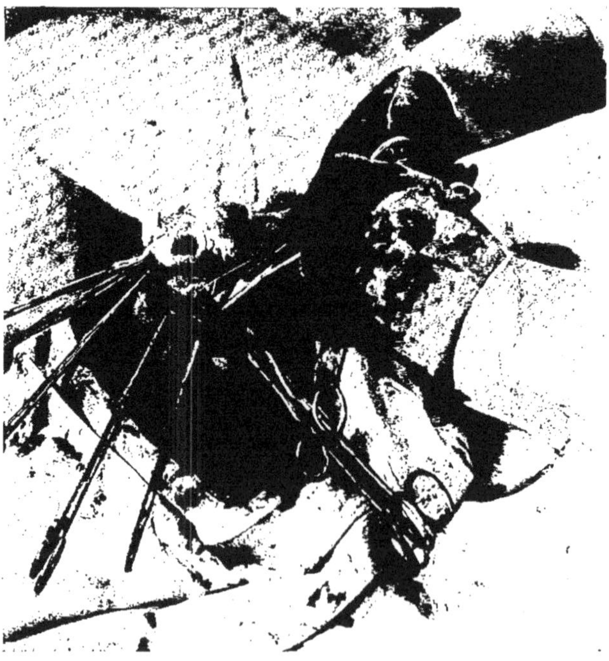

FIG. 11. — Incision cruciale de la dure-mère avec les ciseaux.

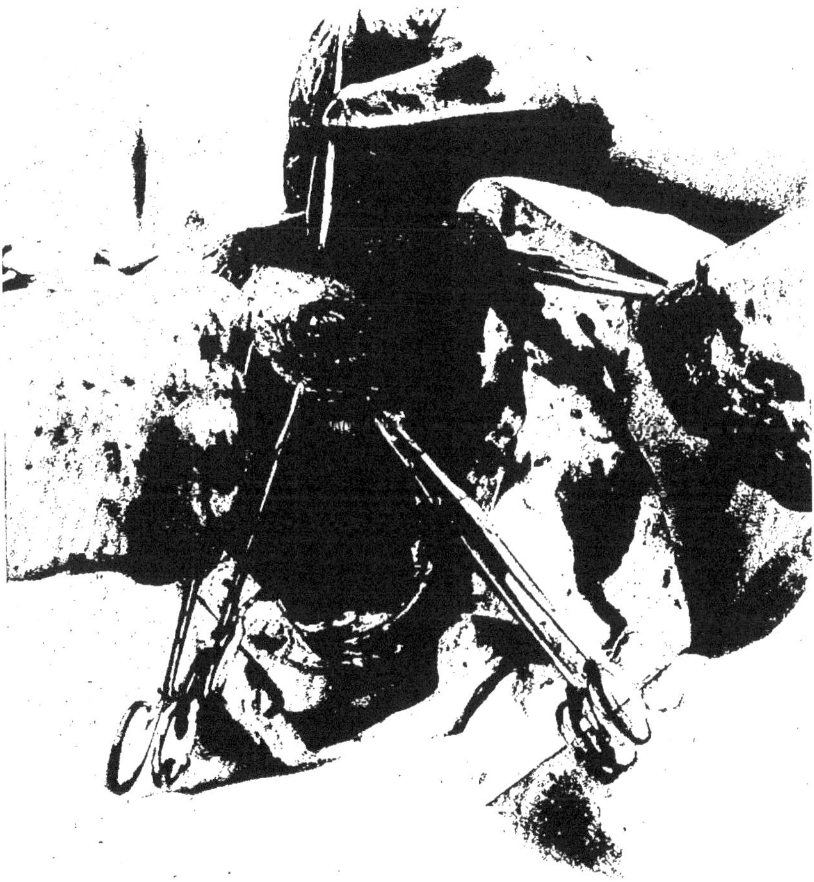

FIG. 12. — Extraction de corps étrangers. Ce nettoyage de la plaie cranienne est très important. Les bords de la plaie osseuse doivent être nets et aussi réguliers que possible.

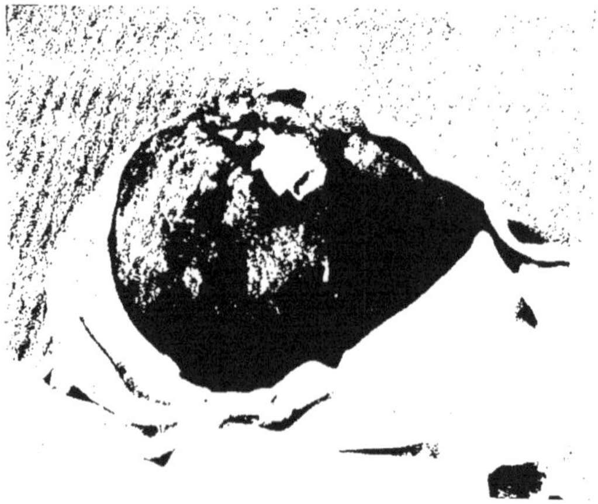

Fig. 13. — Aspect du cuir chevelu suturé. On voit les mèches alcoolisées servant de drains aux deux trépanations.

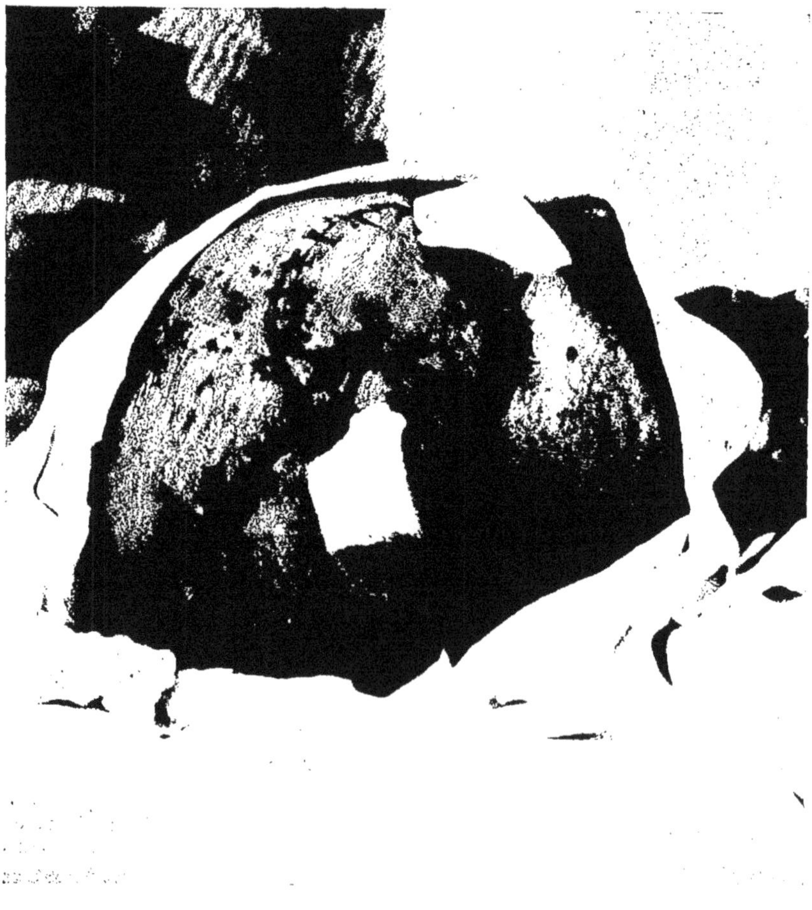

Fig. 14. — Aspect de la suture du cuir chevelu (voir planche VI, trace rouge des lignes d'incision).

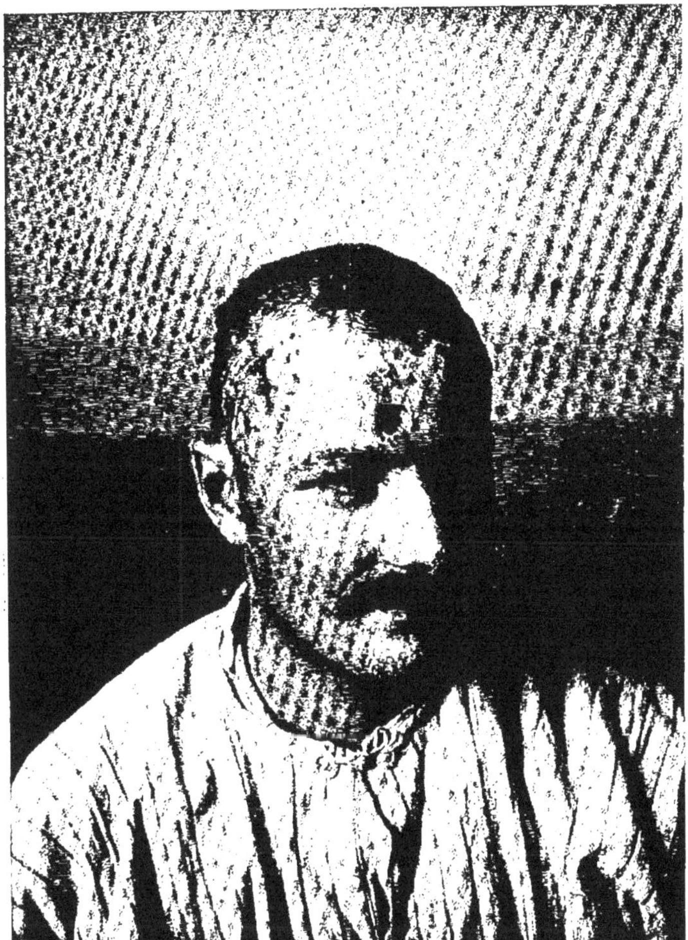

FIG. 15. — Aspect du blessé vingt jours après la trépanation, les photographies précédentes ont été prises pendant la trépanation de ce blessé R... P.-J.-M., 20 ans, blessé le 3 août 1915 à 15 heures aux Eparges par bombe à main. Premier pansement au poste de secours à 16 heures. Second pansement à l'ambulance. Trépanation double. Aspect vu de face : la suture du lambeau est parfaite, on voit l'orifice antérieur, où faisait issue la gaze alcoolisée mise au niveau de la brèche osseuse de la première trépanation et on aperçoit sur le côté l'autre orifice correspondant à la seconde trépanation faite simultanément. Blessé entré le 4 août 1915, évacué le 24 août sur l'hôpital n° 4 de Verdun (service du Dr Canque), pour y subir l'extirpation de l'œil gauche dont la vision est nulle et dans lequel se trouve logé un corps étranger.

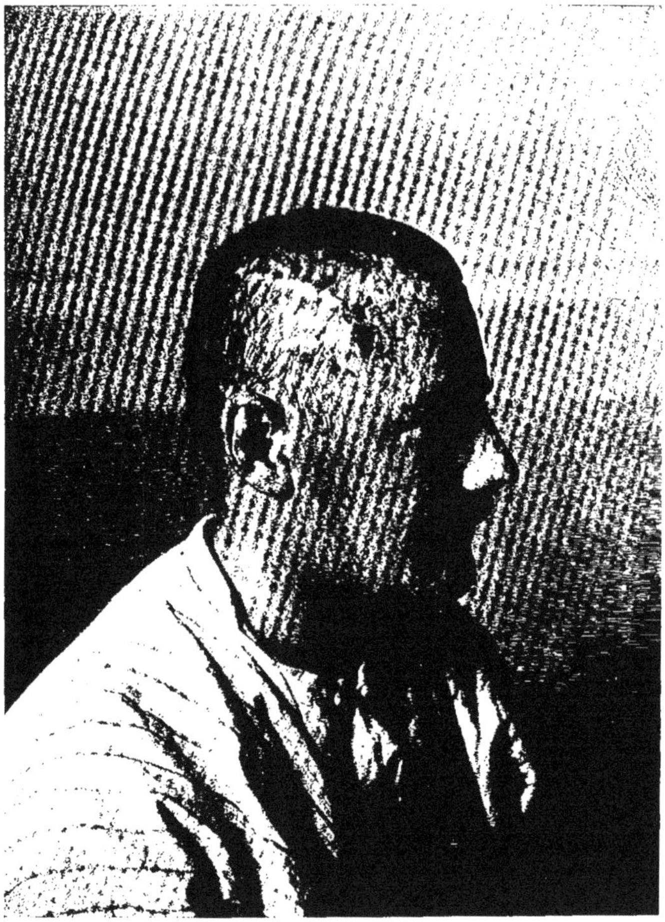

FIG. 16. — Même blessé, aspect de profil.

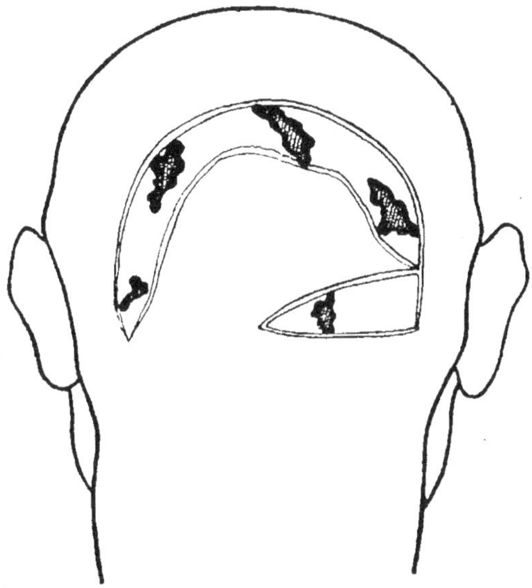

FIG. 17. — Plaies pénétrantes multiples par éclats d'obus (Éparges, août 1915). Tracé d'incision figuré par 2 lignes parallèles.

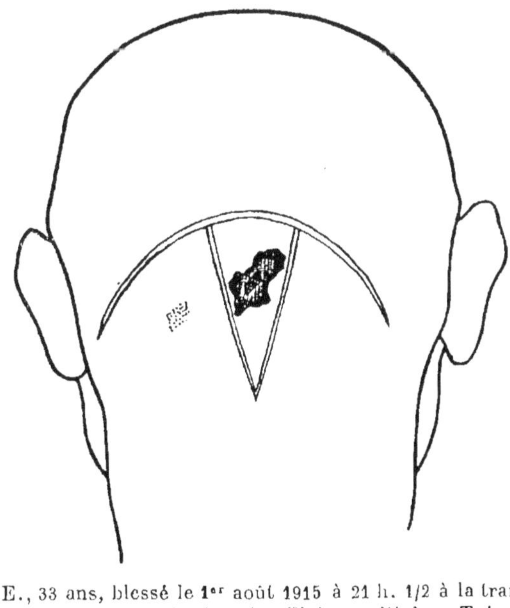

FIG. 18. — G... E., 33 ans, blessé le 1er août 1915 à 21 h. 1/2 à la tranchée de Calonne. Enfoncement occipital par bombe à main. Plaies multiples. Trépanation le 12 août. Extraction de 2 projectiles inclus dans l'occipital. Entré 2 août 1915. Evacué 26 août. Tracé d'incision figuré par 2 lignes parallèles.

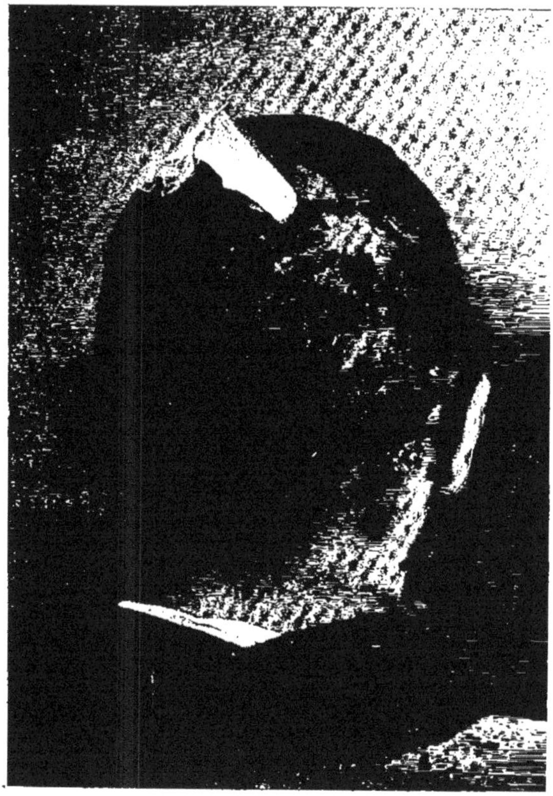

FIG. 19. — Gr... E., 33 ans, blessé à la tranchée de Calonne le 1er août 1915 à 21 h. 1/2. Premier pansement à 22 heures au poste de secours ; deuxième pansement à l'Ambulance.
Perforation cranienne au niveau de l'occipital par bombe à main, ayant en plus déterminé une plaie de la jambe gauche, trois plaies de la cuisse et de la fesse gauches, deux plaies lombaire et dorsale gauches, un séton postérieur du bras droit.
Trépanation le 2 août. *Extraction de deux projectiles.*
Blessé entré le 2 août, évacué le 26 août 1915.
Aspect de la plaie le 26 août. Trépanation le 2 août 1915.

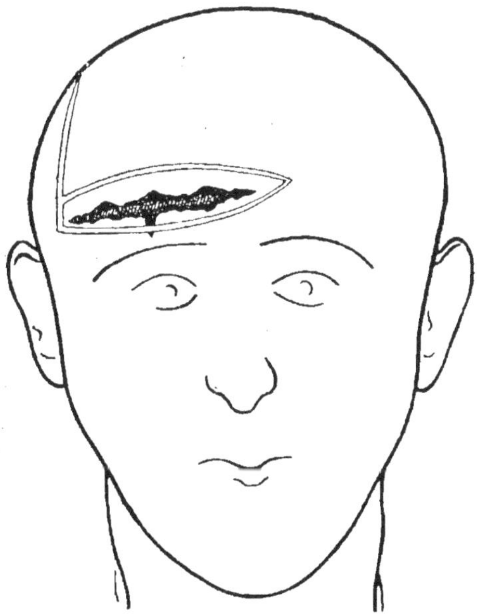

FIG. 20. — F... H., 39 ans, blessé le 16 octobre 1915 à Bethincourt. Enfoncement profond de la région frontale droite par corps étranger. Trépanation le 17 octobre. Entrée 17 octobre 1915. Evacué 28 novembre sur Hôpital 4 pour énucléation de l'œil. Tracé d'incision figuré par 2 lignes parallèles

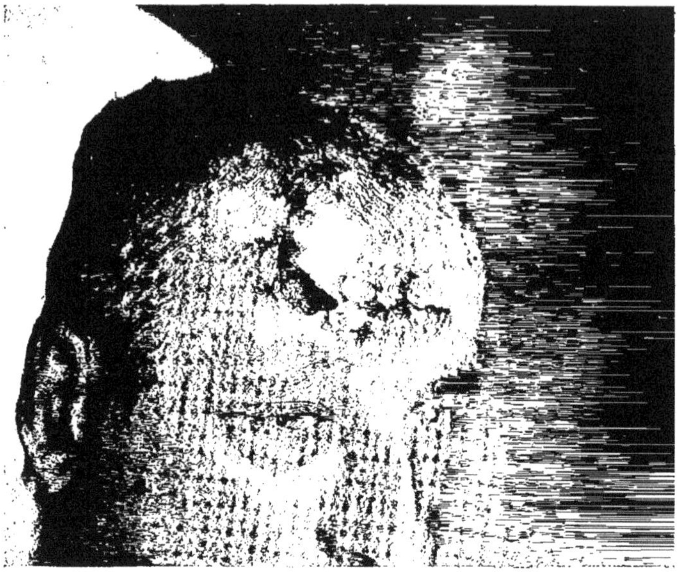

Fig. 21. — F... H., 39 ans, blessé le 16 octobre 1915 à 22 heures à Béthincourt. Enfoncement frontal profond. Trépanation le 17 octobre. Photographie prise quelques jours après la trépanation. Le tracé d'incision est marqué sur la figure précédente.

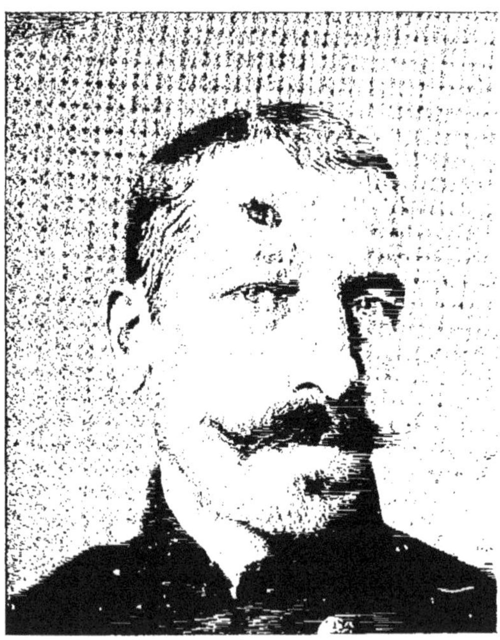

Fig. 22. — Le même blessé quarante jours après la trépanation.

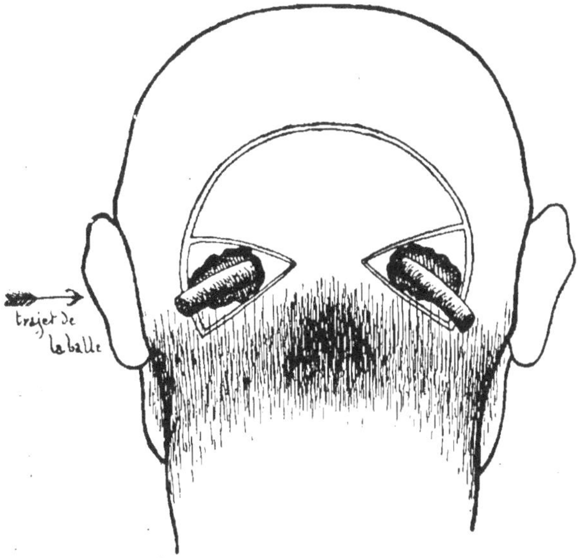

FIG. 23. — L..., E.-H.-J., 35 ans, blessé le 22 octobre 1915 à 9 heures (Marchéville). Enfoncement cranien par balle. Trépanation 24 octobre. Tracé d'incision figuré par 2 lignes parallèles. Entrée 24 octobre. Evacué 28 novembre.

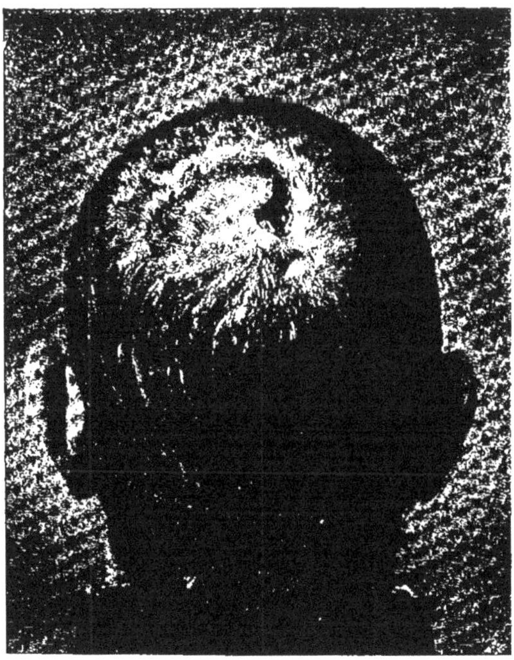

FIG. — 24. — Le même blessé trente-trois jours après l'intervention.

CHAPITRE II

Inconvénients inhérents à certains procédés de trépanation

Les photographies qui suivent montrent les inconvénients dus :

1° *Aux incisions cruciales* faites au niveau de l'enfoncement cranien.

2° *Aux compressions directes* faites hâtivement dans les cas d'hémorragies du sinus et principalement du pressoir d'Hérophile, avec issue directe de la gaze au niveau de l'ouverture du sinus.

3° *A la dimension trop restreinte du lambeau semi-circulaire* dont les bords affleurent la perte de substance cranienne.

Les inconvénients sont les suivants :

1° Nécessité de *pansements plus fréquents ;*

2° Possibilité d'*infection secondaire ;*

3° Prédisposition à la *hernie cérébrale ;*

4° Grande *lenteur de la cicatrisation* et réinfection possible.

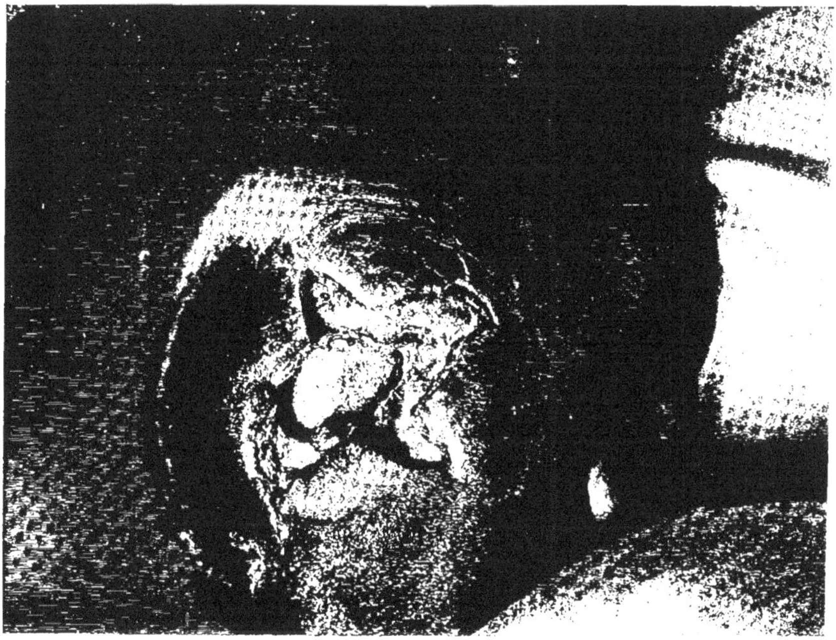

Fig. 25. — Th... N.-R., 33 ans, 2e cl., blessé le 30 juillet 1915 à 14 heures au bois des Chevaliers; fracture du crâne par éclat d'obus. Trépanation faite à l'Ambulance. Blessé entré le 1er août et évacué le 18 août 1915.

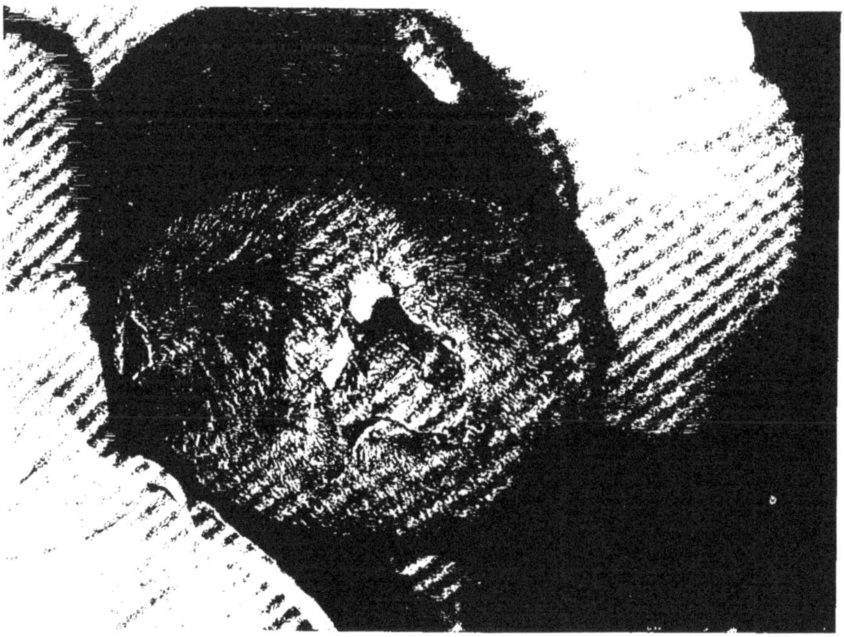

Fig. 26. — F... A., 28 ans, Allemand, 2e cl., Ve Corps, 10e Bat., 47e Infanterie, 2e Cie. Blessé le 18 juillet 1915 à 6 heures aux Eparges. Fracture du crâne par éclats d'obus. Trépanation faite à l'Ambulance. Blessé entré le 29 juillet, évacué le 16 août 1915.

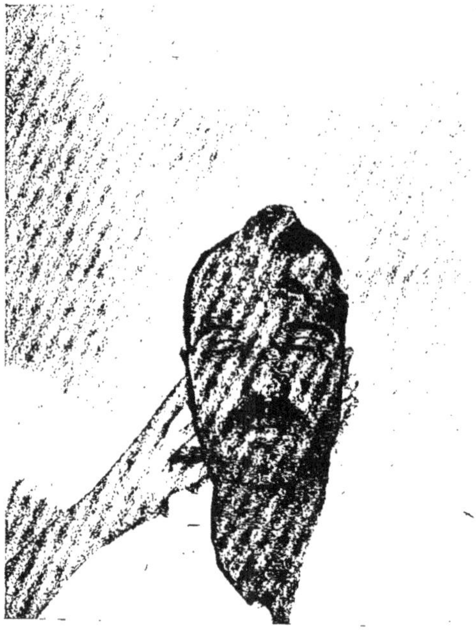

FIG. 27. — Br... F., 30 ans, blessé à Etain le 25 août 1914. Eclatement complet de la voûte cranienne par éclat d'obus. Véritable désossement crânien le 26 août. Hernie cérébrale le 30 août. Blessé entré le 26 août, état comateux, décédé le 5 septembre 1914. Autopsie.

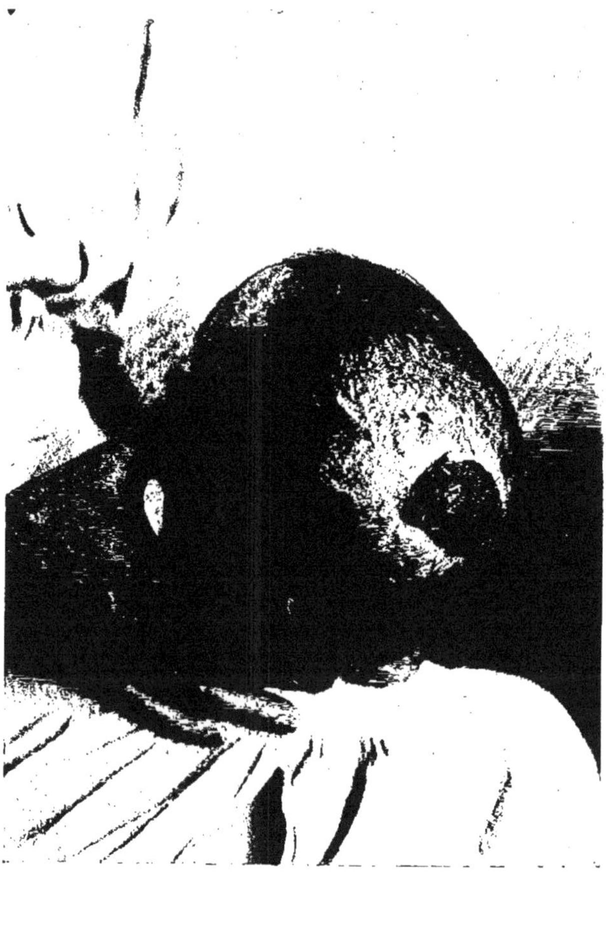

FIG. 28. — Jo... C.-J., 30 ans, blessé le 5 juillet 1915 à 8 h. 1/2 à la tranchée de Calonne. Trépanation le 7 juillet. Mauvais résultat dû à la compression directe du pressoir d'Hérophile par gaze : il en résulte une hernie cérébrale. Blessé entré le 7 juillet à l'Hôpital n° I, évacué le 1er août 1915.

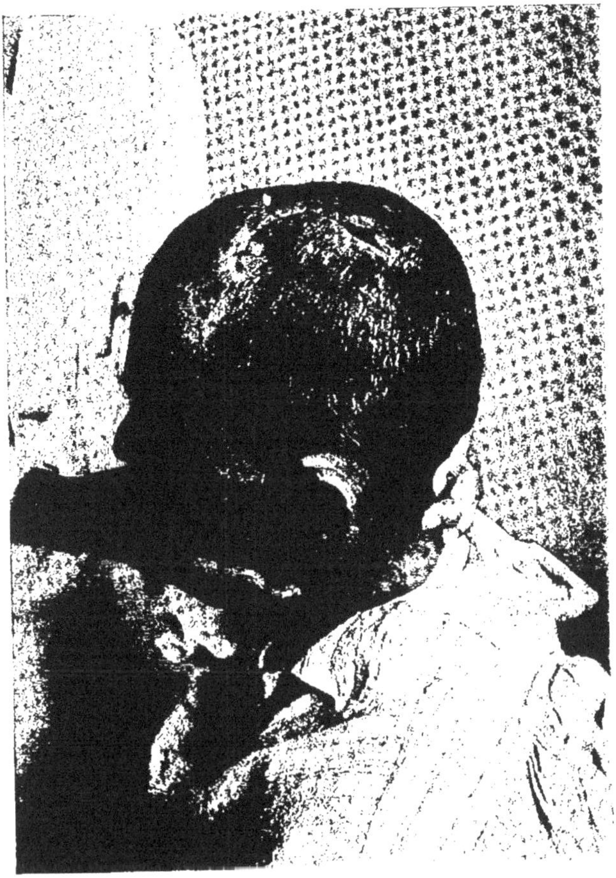

Fig. 29. — Sa... L., 27 ans, caporal blessé le 10 juillet 1915 à 19 heures aux Eparges par éclat d'obus ayant pénétré dans le crâne à la partie pariétale supérieure gauche. Trépanation le 11 juillet. Le *lambeau ne recouvre pas suffisamment la perte de substance cranienne*, il est taillé trop court. Blessé entré le 11 juillet et évacué le 1er août 1915.

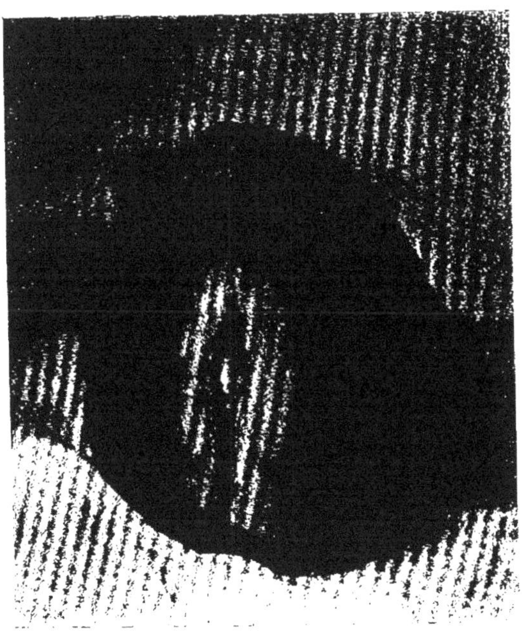

Fig. 30. — H... A., 34 ans, blessé aux Eparges le 24 octobre 1915. Trépanation faite à l'ambulance. Abcès cérébral. Légère hernie cérébrale. Décès.

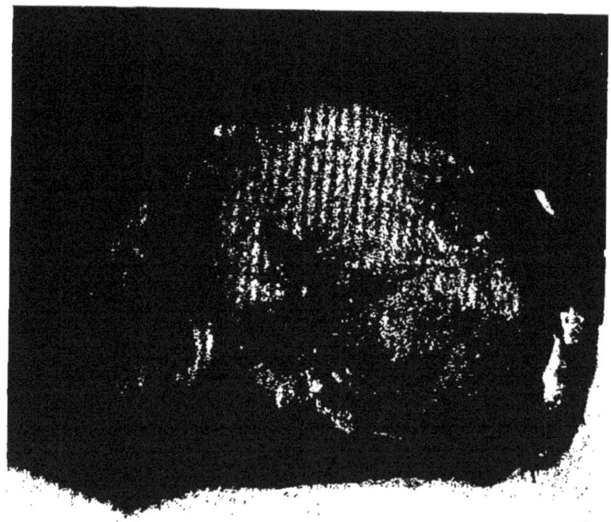

FIG. 31. — Derr. . L.-E., 31 ans, blessé le 10 septembre 1915 à la tranchée de Calonne. Trépanation cruciale à l'Ambulance le 11 septembre. Blessé entré à l'hôpital n° 1, le 17 septembre. Photographie du blessé faite le 19 septembre 1915.

CHAPITRE III

Réflexions cliniques et chirurgicales

I. Aspect des plaies extérieures. — II. Formes cliniques. — III. Aspect des plaies osseuses. — IV. Accidents et complications, pronostic. — V. De la température dans les traumatismes du crâne.

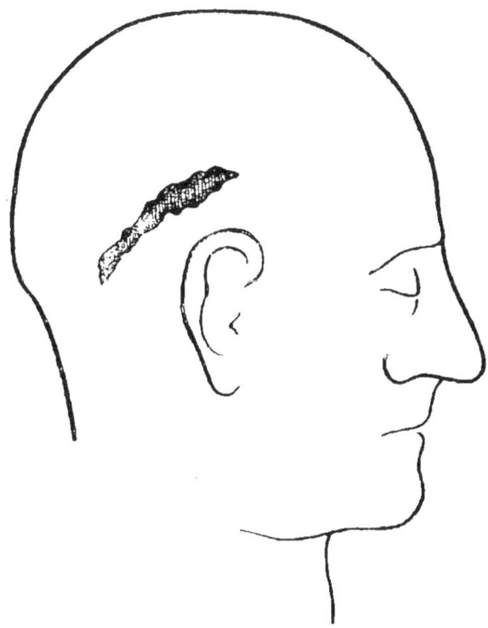

Fig. 32. — Fracture du crâne par balle. (Ornes, décembre 1914). Section des parties molles sur une longueur de 8 centimètres. Balle tangentielle.

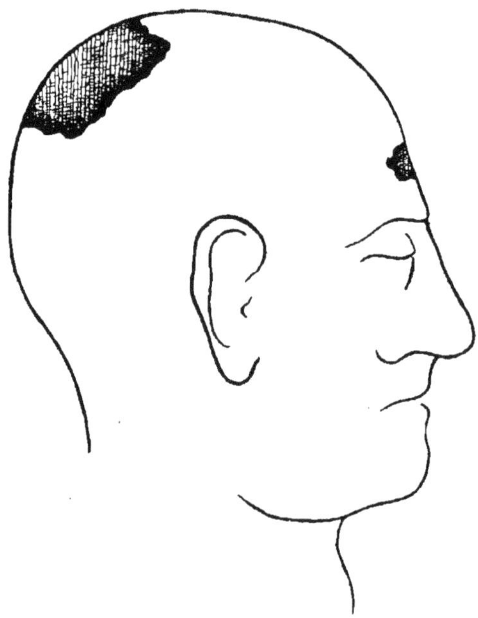

Fig. 33. — Plaies par balle (Mouilly, février 1915). Trépanation, il n'y a pas de séton mais deux plaies distinctes. Fracture du crâne. Crises d'épilepsie jacksonienne et éruption urticarienne généralisée.

I

Aspect des plaies extérieures

A. — *Plaies par balles de fusil ou de revolver.*

Les plaies du cuir chevelu et du crâne sont très fréquentes dans la guerre actuelle de tranchées ; la tête constitue le plus souvent le seul point vulnérable pour une balle allemande. La balle peut frapper le crâne tangentiellement, obliquement ou directement.

1° *Les plaies par coup de feu tangentiel* affectent la forme d'une

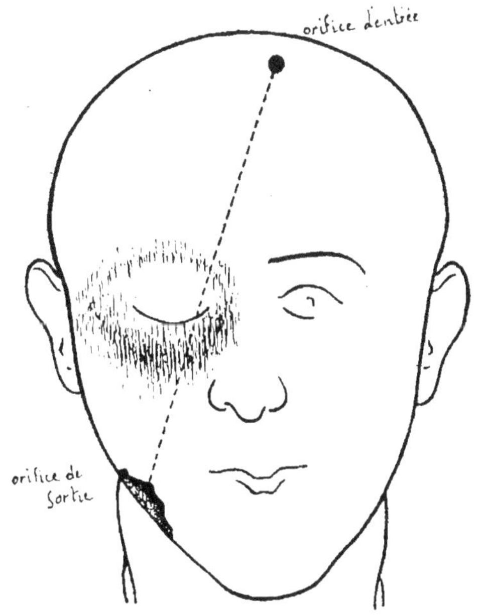

FIG. 31. — Plaie transcranienne par balle ayant détruit tout le lobe frontal (Marcheville, septembre 1914). Exophtalmie.

plaie plus ou moins régulière, orifice cutané irrégulier à bord contus, fissure linéaire ou section cutanée linéaire plus ou moins profonde à bords déchiquetés (fig. 32 et 33). Parfois la balle tangentielle fait un séton cutané.

2° *Les plaies par coup de feu oblique ou direct* peuvent affecter la forme d'orifice circulaire petit, si la balle est arrivée directement

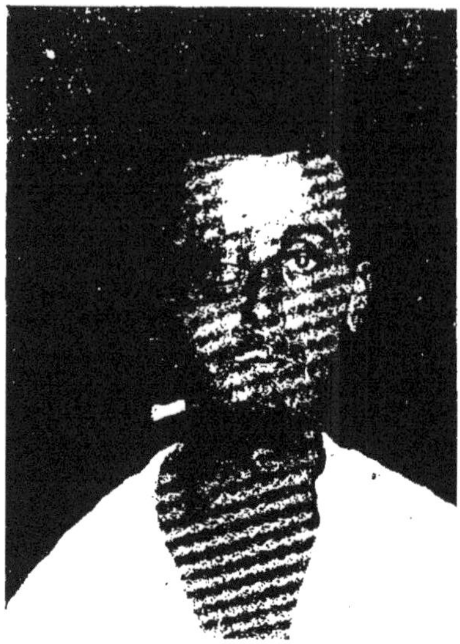

FIG. 35. — Blessé par balle à Marcheville, 1914. La balle a passé dans la loge orbitaire. Les mèches blanches indiquent les orifices d'entrée et de sortie.

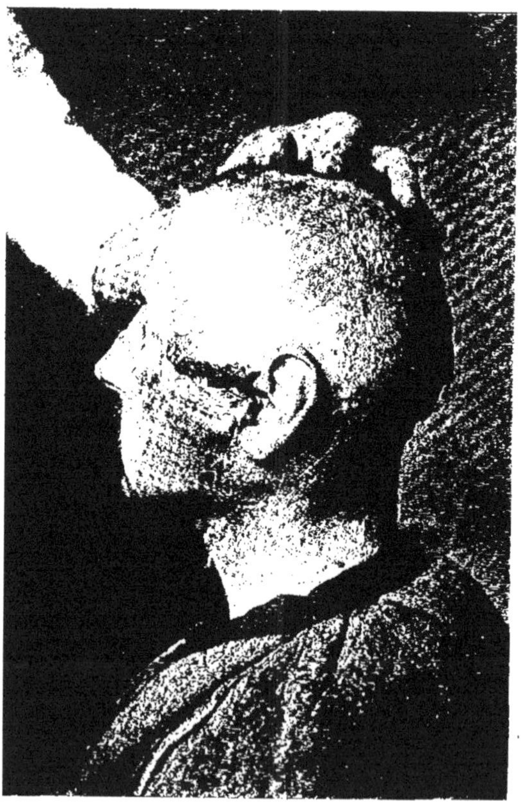

FIG. 36. — L... G.-P.-P., sergent, blessé aux Eparges le 23 novembre 1915 à 7 h. 30. Séton cranio-facial par balle. Fracture de l'apophyse mastoïde, du conduit auditif externe et de l'arcade zygomatique.

ou d'orifice irrégulier plus ou moins grand, si la balle est entrée obliquement.

Les plaies *frontales* sont de beaucoup les plus fréquentes, ce sont les blessures reçues dans les tranchées, face à l'ennemi. Ces blessures frontales peuvent être *fronto-orbitaires* soit que la balle ait traversé d'abord la région frontale pour entrer dans l'orbite (fig. 34 et 35), soit qu'elle ait pénétré la région orbitaire avant d'entrer dans le crâne, *fronto-orbito-nasales*, *fronto-orbito-temporales*, *fronto-faciales*.

3° *Les plaies par coup de feu direct tiré à courte distance* déter-

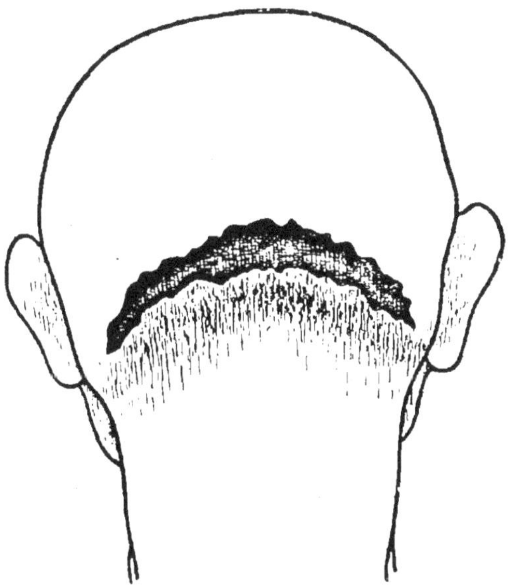

Fig. 37. — Enfoncement occipital par éclat d'obus (Eparges).

minent une *perforation de part en part*, *fracture cranio-faciale* (fig. 36) ou une *fracture du crâne bipolaire* (fig. 55-56-57-58).

Cette perforation de part en part peut se faire dans le sens longitudinal ou dans le sens transversal. En principe l'orifice d'entrée est circulaire et petit, l'orifice de sortie est plus grand et irrégulier, mais il y a beoucoup d'exceptions.

B. — *Plaies par projectiles d'artillerie ou par explosifs* (shrapnells, éclats d'obus, bombes d'avion, grenades, torpilles).

1° *Les plaies par projectile tangentiel* peuvent revêtir l'aspect des

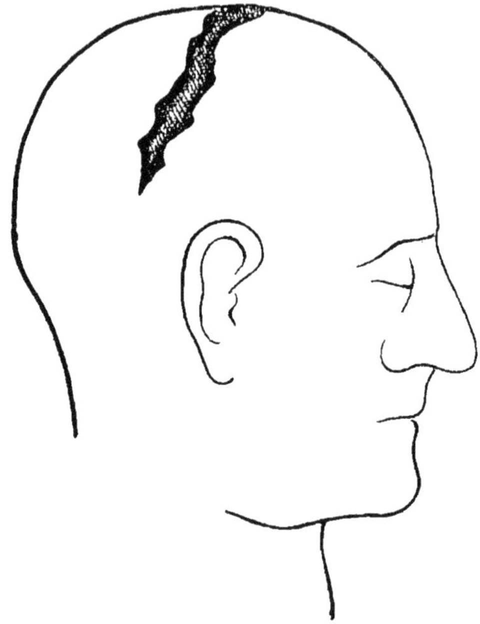

FIG. 38. — Plaie intra-crânienne pariétale supérieure droite par éclat d'obus (Etain, octobre 1914). Ouverture du sinus longitudinal supérieur. Esquilles enfoncées à 6 centimètres.

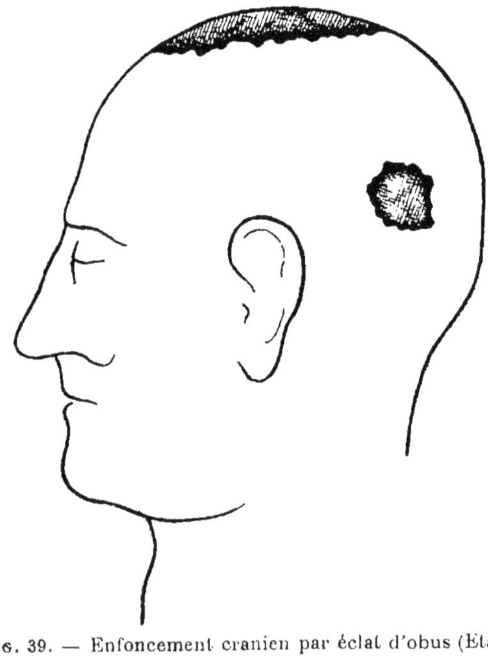

FIG. 39. — Enfoncement cranien par éclat d'obus (Etain).

plaies par balle tangentielle mais leur aspect caractéristique est celui

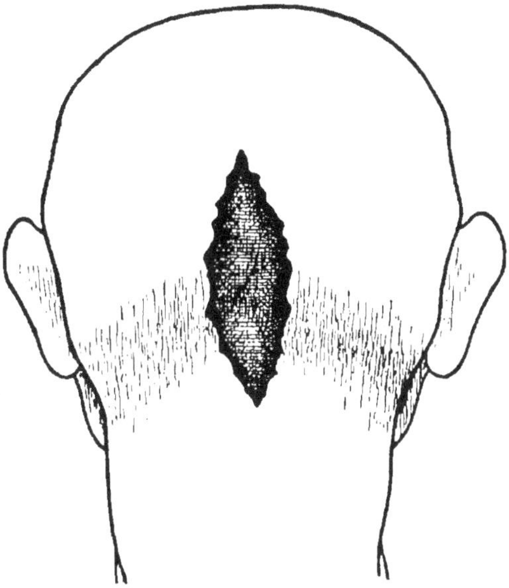

Fig. 40. — Enfoncement occipital par éclat d'obus. Section longitudinale occipitale en coup de hache (septembre 1914).

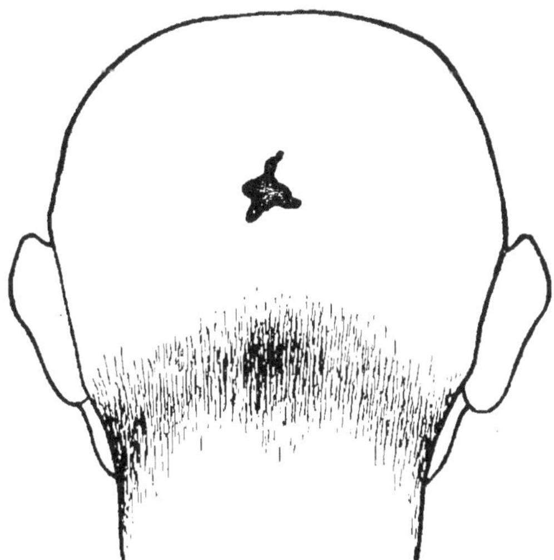

Fig. 41. — Plaie cranienne occipitale par éclat d'obus (Tranchée de Calonne, juillet 1915).

d'une rigole profonde, contuse, analogue aux *plaies formées par un coup de sabre* ou un *coup de hache*.

A l'Hôpital temporaire N° 5 de Verdun le 8 avril 1915, j'ai pratiqué 12 trépanations dans la même journée ; les 5 blessés arrivés dans la soirée présentaient tous les 5 une large *fente transversale profonde* au niveau de la région occipitale, fente allant d'une oreille à l'autre et entre les bords contus et écartés de la plaie s'échappait la matière cérébrale (fig. 37).

Plus rarement j'ai observé *la fente longitudinale médiane* (fig. 39

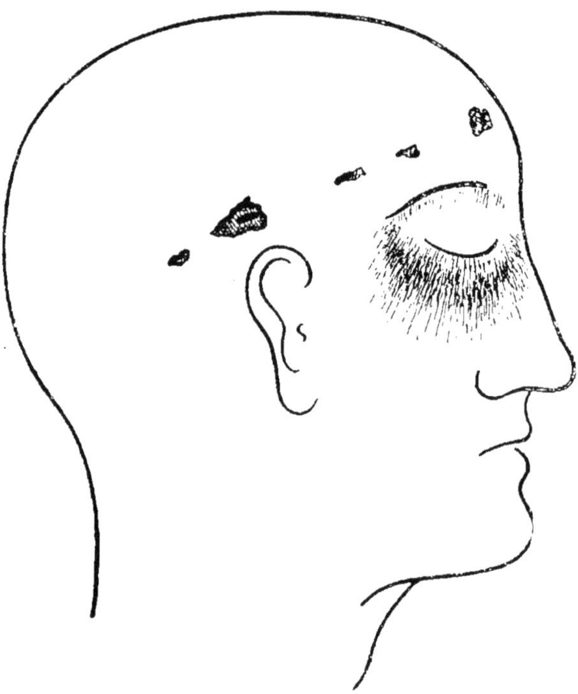

FIG. 42. — Plaies fronto-temporales droites par éclats d'obus Maizeray, avril 1915). Extraction de 3 éclats métalliques. Enucléation de l'œil droit.

et 40). Le soldat Br... F., 30 ans, blessé à Etain le 25 août par éclat d'obus que j'ai trépané le 26 août 1914, présentait une gouttière longitudinale médiane sagittale (fig. 39).

2° *Les plaies par projectiles pénétrants obliques ou directs* offrent l'aspect de plaies contuses déchiquetées (fig. 38, 41, 44 et 45) avec œdème de voisinage, œdeme d'autant plus accentué que le blessé arrive plus tardivement à l'hôpital. Une asymétrie de forme est à noter, asymé-

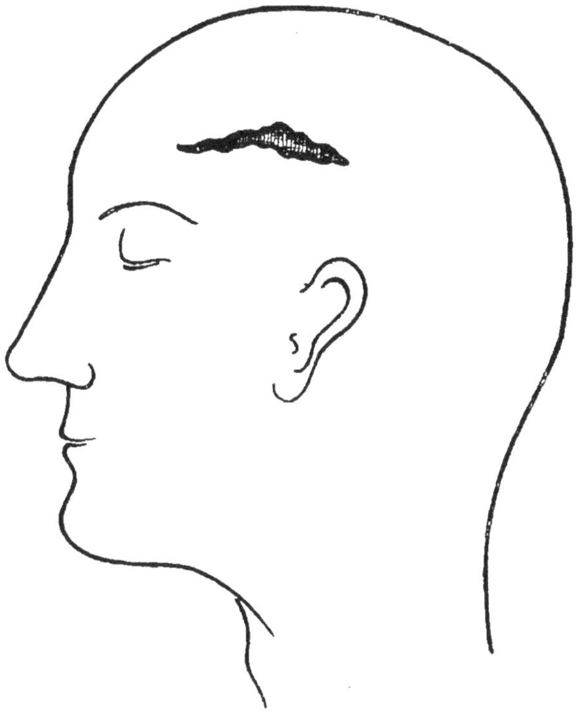

FIG. 43. — Plaie intra-cranienne temporo-frontale par grenade (Tranchée de Calonne, juin 1915).

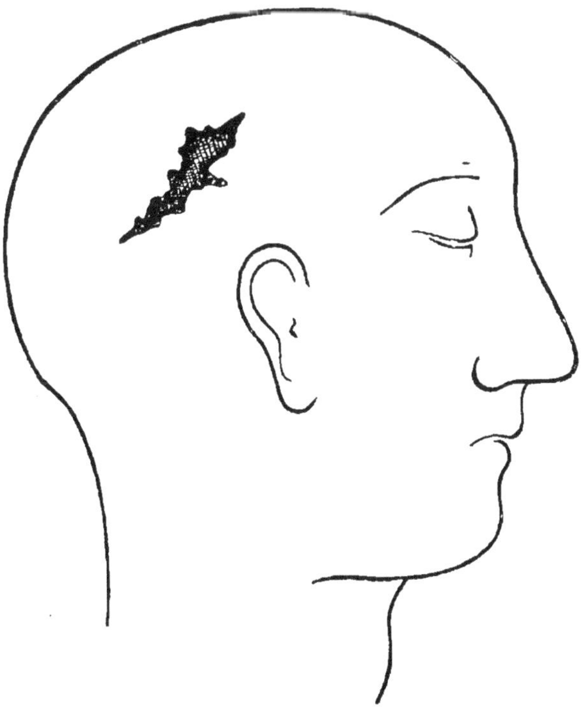

FIG. 44. — Plaie dans la région temporale droite par éclat de bombe (Tranchée de Calonne, juin 1915).

trie due à l'œdème de contusion et surtout à l'enfoncement ou au chevauchement des os du crâne.

Les bords des plaies sont ordinairement infectés ; quelquefois même lorsque le blessé n'est arrivé que plusieurs jours après sa blessure, des parasites habitent la plaie elle-même.

Les *plaies frontales* sont des plus intéressantes ; les enfoncements frontaux s'accompagnent presque toujours de désordres de l'orbite

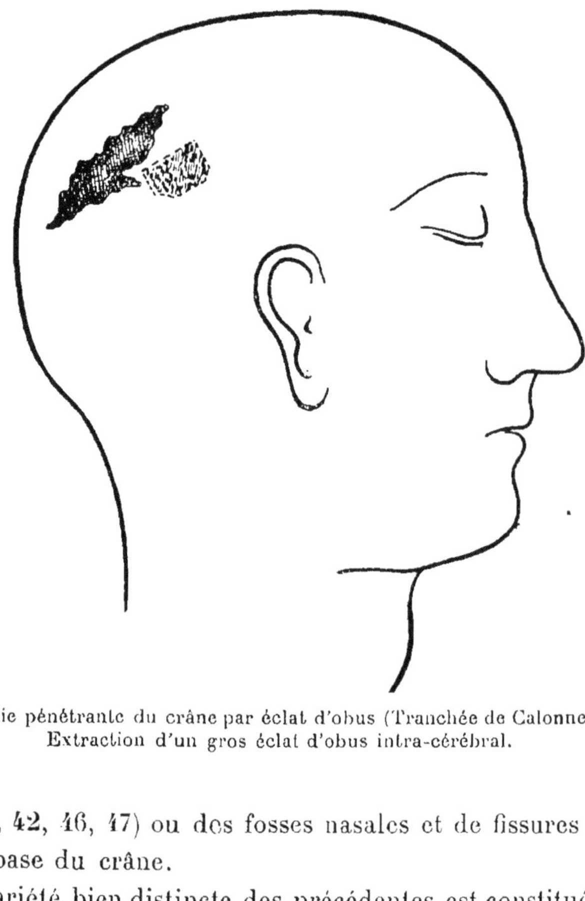

FIG. 45. — Plaie pénétrante du crâne par éclat d'obus (Tranchée de Calonne, juin 1915). Extraction d'un gros éclat d'obus intra-cérébral.

(fig. 34, 35, 42, 46, 47) ou des fosses nasales et de fissures étendues jusqu'à la base du crâne.

3° Une variété bien distincte des précédentes est constituée par *les plaies contuses simples* concomitantes avec *une fracture de la base du crâne.* Ces plaies reconnaissent pour cause la projection de l'individu par l'explosion d'obus voisin, l'éboulement de tranchée, d'abris, de pan de mur, etc...

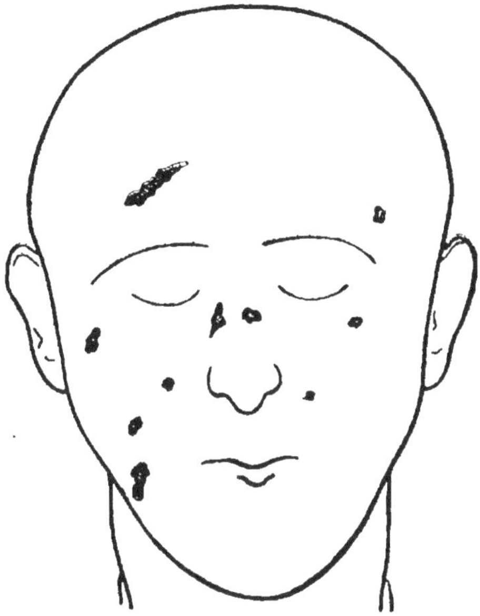

FIG. 46. — Plaies multiples par éclats d'obus (Lacroix-sur-Meuse, avril 1915). Enfoncement frontal. Perte de l'œil droit.

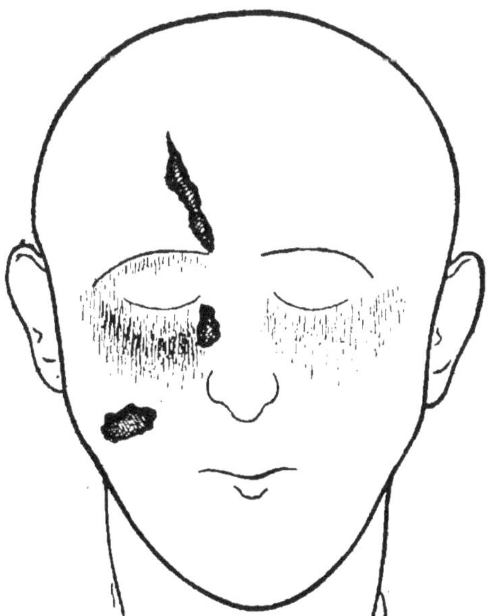

FIG. 47. — Plaies de la région fronto-orbitaire droite par éclats de bombe (Tranchée de Calonne. Mai 1915).

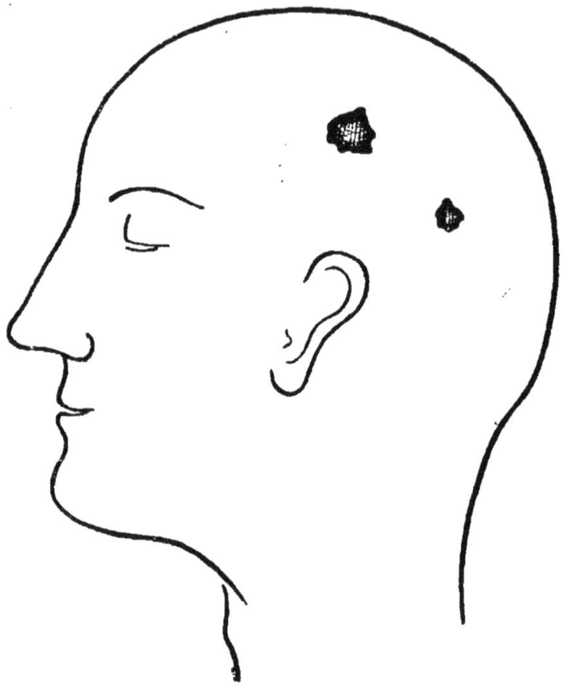

FIG. 48. — Plaies de la région temporale gauche par éclats d'obus (Champlon, juillet 1915). Une seule plaie est pénétrante.

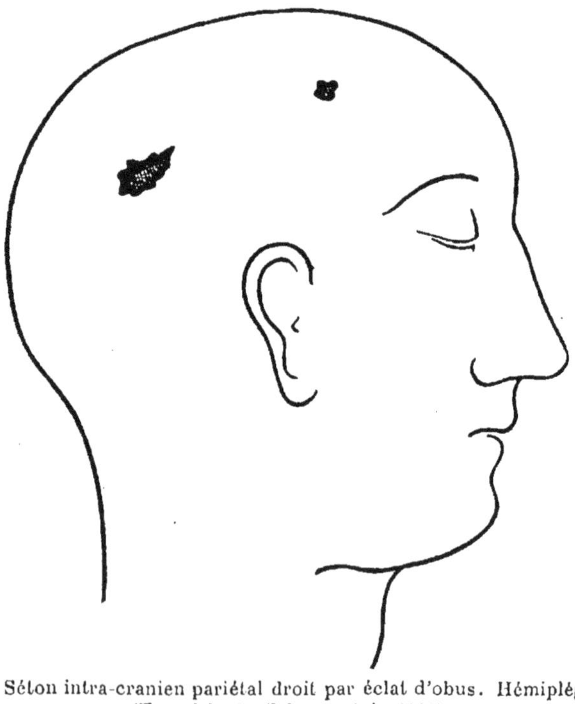

FIG. 49. — Séton intra-cranien pariétal droit par éclat d'obus. Hémiplégie gauche (Tranchée de Calonne, juin 1915).

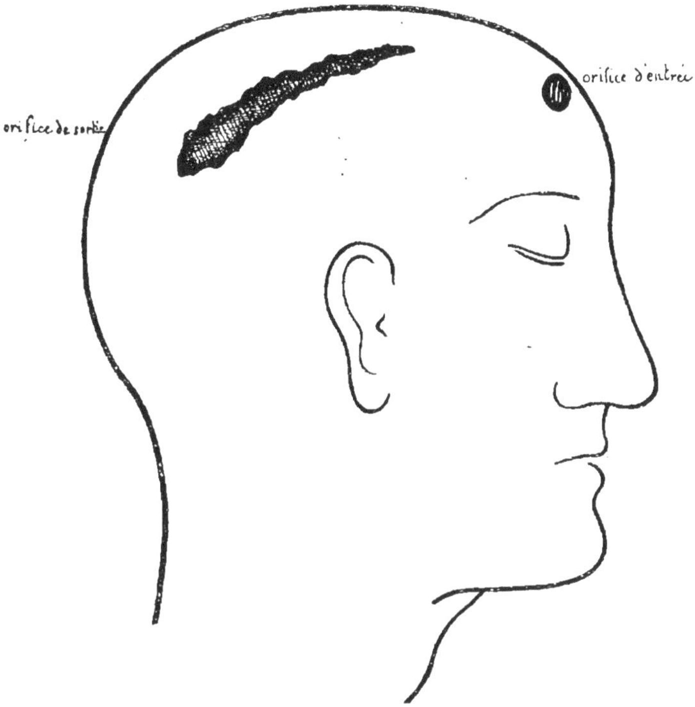

FIG. 50. — Séton de la région fronto-pariétale droite par balle (Tranchée de Calonne, juin 1915).

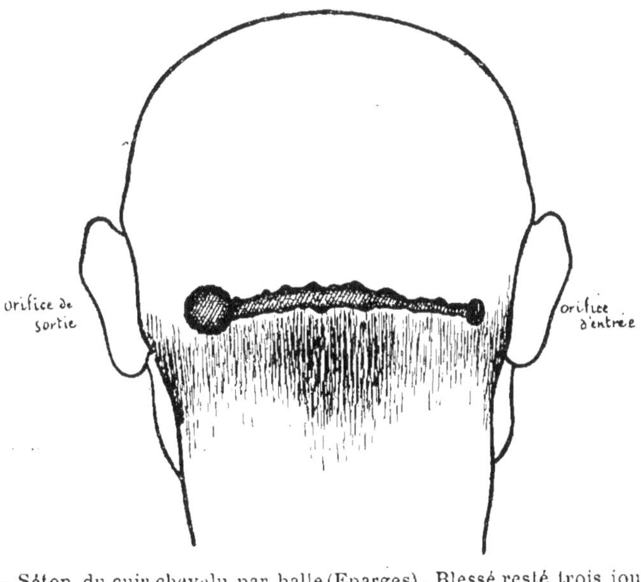

FIG. 51. — Séton du cuir chevelu par balle (Eparges). Blessé resté trois jours entre les lignes ennemies sans pansement. Section du crâne en coup de hache.

Au point de vue clinique, si l'aspect typique des plaies par balles diffère de l'aspect typique des plaies par projectiles d'artillerie, il existe un certain nombre de cas ne permettant pas de différencier *de visu* la plaie produite par balle, de celle déterminée par explosifs. *Une plaie dont l'aspect est celui d'un orifice fait par une balle est une plaie par éclat d'obus* (*fig.* 48 et 49) et inversement *telle lésion que l'on pensé causée par un éclat d'obus ou par un shrapnell est en réalité produite par une balle* (fig. 50 et 51). S'agit-il dans l'espèce d'une balle explosible, cette affirmation faite aisément par le blessé est difficilement contrôlable par le chirurgien. Est-ce le résultat d'une balle retournée tirée à courte distance, le fait est possible. Ce qui me semble plus prouvé par ce que j'ai vu et observé (non seulement pour le cuir chevelu mais pour d'autres régions), c'est qu'une *balle tirée à courte distance rencontrant un obstacle dur et survenant sur le crâne par ricochet détermine des désordres analogues à ceux produits par les éclats d'obus et les explosifs.*

Que la plaie soit produite par une balle ou par des explosifs, l'élimination de la substance cérébrale peut se faire par la plaie avec ou sans odeur sphacélique suivant le degré d'infection et surtout selon le temps que le blessé a passé sur le terrain avant d'être soigné et hospitalisé. *Le sphacèle cérébral possède une odeur qui lui est propre* et différente du sphacèle du cuir chevelu.

II

Formes cliniques

Nous éliminons les blessés arrivés *trépanés de l'ambulance ;* ces blessés ne présentent au point de vue clinique que des éléments d'observation d'une évolution post-opératoire.

PREMIÈRE FORME. — *Inconscience et insensibilité.*

Ces deux symptômes dominent le tableau clinique. Deux aspects bien distincts se rencontrent : coma ou agitation extrême.

a) *Coma.*

Le blessé arrive à l'hôpital avec une brèche cranienne d'où

échappe de la substance cérébrale ; l'état est franchement comateux, respiration stertoreuse, le pouls très ralenti (38 à 45 pulsations) ou filiforme et rapide (140 pulsations). La paralysie peut être complète, hémilatérale ou partielle. Le blessé meurt rapidement, quelques minutes ou quelques heures après son arrivée à l'hôpital. S'il est trépané (sans anesthésie), le pouls devient un peu meilleur, la respiration moins bruyante est un peu moins automatique, mais l'amélioration n'est qu'apparente et le blessé retombe presque aussitôt dans le même état qu'avant l'intervention et meurt quelques heures après la trépanation.

b) *Agitation extrême.*

Le blessé entre à l'hôpital dans un état d'inconscience et d'insensibilité mais aussi d'agitation extrême ; il pousse des cris incohérents d'une façon continue, essaie d'arracher son pansement, remue les jambes et les bras, ne peut rester en place et a souvent de la raideur de la nuque, la tête renversée en arrière.

Je rapporte deux observations types de blessés extrêmement agités, qui furent tous deux trépanés sans succès d'ailleurs.

Obs. I. — L... D.-A., soldat de 2e classe, âgé de 22 ans, entre le 8 octobre 1914 à l'Hôpital temporaire N° 5 pour un enfoncement occipital latéral par balle. Le blessé inconscient ne cessait de remuer les jambes et les bras, rejetant sa tête à droite et à gauche. La trépanation révéla la présence d'esquilles profondes dans de la substance cérébrale putride. Le sinus longitudinal supérieur était largement ouvert au niveau de son abouchement avec les sinus occipitaux. L'agitation a persisté jusqu'à la mort le 10 octobre à 6 heures.

Obs. II. — Cr... EM.-N., 20 ans, soldat de 2e classe, blessé le 8 mai 1915 à la Tranchée de Calonne par un éclat d'obus. Premier pansement par médecin-major à Rupt-en-Wœvre. Le blessé est amené à l'Hôpital n° 5 à 23 heures. Deux infirmiers le surveillaient dans la voiture ; il était tellement agité que les infirmiers non seulement lui avaient lié les pieds et les mains mais avaient attaché le blessé au brancard situé dans la voiture d'évacuation et consolidé par des liens la fixation du brancard dans la voiture, tellement le tronc s'agitait dans son ensemble. Le blessé émettait sans interruption des sons aigus et poussait des cris inarticulés. La tête et le cou étaient en orthotonos ; la plaie avait la forme d'une plaie par coup de hache dans la région pariéto-temporale droite. Au moment de la trépanation il se fit une *dégurgitation très abondante de matière cérébrale putride*. Le blessé fut installé sur deux matelas par terre, un troisième matelas fut dressé contre le mur; on lui mit la camisole de force, et un infirmier ne cessa d'être auprès de lui. Malgré cette installation, malgré l'emploi de la morphine, le blessé resta extrêmement agité et criant d'une façon continue jusqu'au 11 mai, à 13 heures, où la mort survint à la suite de ces phénomènes méningitiques.

Cette catégorie de blessés constitue les mauvais cas ; trépanés ou non trépanés, ils meurent rapidement.

Ils *sont parfois porteurs de plaies multiples*. A la pénétration cranienne s'ajoutent une perforation thoracique, une perforation abdominale, des plaies des membres; l'état général est des plus mauvais. Le blessé arrive déprimé et infecté. Il est condamné.

Exceptionnellement, certains blessés trépanés vivent relativement longtemps malgré les désordres cérébraux graves et étendus.

Obs. III. — Tel est le cas de Br... F., 30 ans, soldat de 2e classe, blessé à Etain le 25 août 1914. Atteint d'une plaie en coup de hache sur le sommet médian du crâne et produite par un éclat d'obus, le blessé entre le 26 août dans un état comateux avec respiration stertoreuse. Les pariétaux étaient non seulement fracturés mais disjoints. L'intervention fut faite le 26 août. Une hernie cérébrale se produisit le 30 août et le malade ne mourut que le 5 septembre (fig. 27).

Deuxième forme. — *Aphasie. Hémiplégie ou monoplégie*, avec état général relativement bon.

La trépanation doit être faite, elle seule permet l'amélioration des phénomènes paralytiques ou parésiques, le rétablissement de la vision, si ces accidents sont dus, non à une destruction cérébrale des centres, mais à la compression seulement.

Troisième forme. — *Enfoncement cranien avec perte de substance cérébrale.*

Il existe un ou deux orifices de pénétration ou plusieurs plaies par où s'écoule la matière cérébrale. *Il faut intervenir le plus tôt possible.*

Quatrième forme. — *Plaie minime* présentant apparemment *une bénignité absolue sans phénomènes généraux.*

Le blessé, lucide et conscient, marche, cause, rit et ne se plaint aucunement.

Divers aspects cliniques se présentent.

a) Le blessé, dont la plaie a été jugée trop insignifiante pour être explorée, entre à l'hôpital d'évacuation avec le diagnostic de *plaie superficielle du cuir chevelu*. Il y reste quelques jours, puis est dirigé sur l'Hôpital temporaire avec des phénomènes de méningite, de méningo-encéphalite entraînant le plus souvent la mort.

b) Le blessé atteint de plusieurs plaies ne se plaint aucunement de la tête ; *la petite plaie qu'il porte au cuir chevelu est minime, à côté des autres plaies qu'il présente* ; on est tenté de n'accorder que peu d'attention à cette petite plaie. Tout va bien, quand du septième au quinzième jour, après l'entrée à l'hôpital, la petite plaie n'étant pas cicatrisée ou ne l'étant qu'en apparence, suppure légèrement. L'exploration révèle à quelque distance un tout petit orifice cranien. La trépanation est faite, mais trop tardivement, et le blessé succombe.

Une observation tout à fait typique de ces faits est la suivante :

Obs. IV. — Fr... E., caporal, âgé de 33 ans, est blessé le 29 octobre 1914 à Rouvrois par de multiples éclats d'obus. A son entrée à l'Hôpital temporaire n° 5, je constate une plaie en séton de la jambe gauche (orifice d'entrée, face antérieure du cou de pied ; orifice de sortie, face externe de la jambe au tiers inférieur), une plaie de la partie inférieure de la cuisse gauche, une plaie de la partie inférieure de la cuisse droite (face antéro-interne), des plaies superficielles des deux mains. Le 31 octobre, jour de son entrée à l'hôpital, je fais un grand débridement de la jambe et de la cuisse gauches. Le 5 novembre, c'est-à-dire sept jours après l'entrée du blessé, une croûtelle insignifiante en apparence, siégeant dans la région pariéto-occipitale gauche, se soulève; le blessé présente un peu d'obnubilation et de somnolence. J'incise l'abcès, qui semblait un vulgaire petit abcès du cuir chevelu, et la sonde cannelée révèle à quelque distance un petit orifice à l'emporte-pièce dans la région cranienne; Je fis la trépanation; la table interne était esquilleuse au niveau de l'orifice osseux. Le blessé mourut le 13 novembre, avec des phénomènes méningitiques dont le début datait du 5 novembre.

c) *Le blessé*, atteint au crâne par un projectile non pénétrant, reste quelques jours à l'ambulance, ne veut pas être évacué, *reprend son service avec un état intellectuel normal*. Trois semaines après l'époque de la blessure, la température s'élève, surviennent des phénomènes de contracture et de paralysie, même d'aphasie, et la trépanation permet de constater une couleur nécrotique de la table externe et une fracture de la table interne avec suppuration. Un exemple frappant de ces faits m'est fourni par l'observation ci-dessous.

OBS. V. — P... L.-E., Capitaine, blessé le 21 février 1915, entre à l'Hôpital N° 5 le 13 mars 1915, venant de l'Ambulance avec la fiche suivante : plaie suppurée de la région frontale gauche par balle de fusil, plaie en suppuration déterminant actuellement des phénomènes d'intoxication et d'amnésie. La température, le 11 mars, était de 38°9 ; le 12 mars, 39° et le 13 mars au matin, 38°3. A son entrée à l'hôpital, le blessé ne parle pas, sa figure présente les signes d'une inquiétude extrême, le front est plissé, l'œil anxieux et interrogateur. Du côté droit il existe de la parésie avec contracture. Le pouls est à 85. Je fais une exploration cranienne le 13 mars : l'os frontal présente une coloration ivoirine et verdâtre sur une surface de la largeur d'une pièce de 2 francs ; la teinte de l'os est manifestement nécrotique. Je fais la trépanation frontale qui me révèle la présence d'une ostéite suppurée et d'une fracture de la table interne avec grosse esquille. Une collection purulente siégeait dans le diploë Les méninges étaient épaissies et adhérentes ; au-dessous de ces méninges, le cerveau était blafard, jaunâtre, très peu expansible. Son aspect rappelait celui du cerveau dans le cas de dégénérescence athéromateuse.

Le 15 mars, la fièvre a complètement disparu, deux jours après l'intervention, le blessé a bon appétit, la parésie et la contracture disparaissent peu à peu. Le 9 avril, jour de son évacuation sur les hôpitaux de l'intérieur, le blessé se lève, sort en ville, peut lire, écrit un peu, semble comprendre tout ce qu'on lui dit, parle mais a une tendance à répéter les derniers mots qu'il entend. La physionomie n'a plus l'anxiété des premiers jours.

D'après les renseignements recueillis, cet officier était resté trois jours à l'Ambulance après sa blessure, avait repris son service dans la tranchée et était revenu à l'Ambulance le 11 mars seulement, se sentant de nouveau indisposé.

d) Un blessé, atteint de *plaie suffisamment large et profonde pour laisser voir l'aspect de la surface osseuse dénudée,* entre avec le diagnostic de plaie du cuir chevelu sans lésion de la table externe. L'ex-

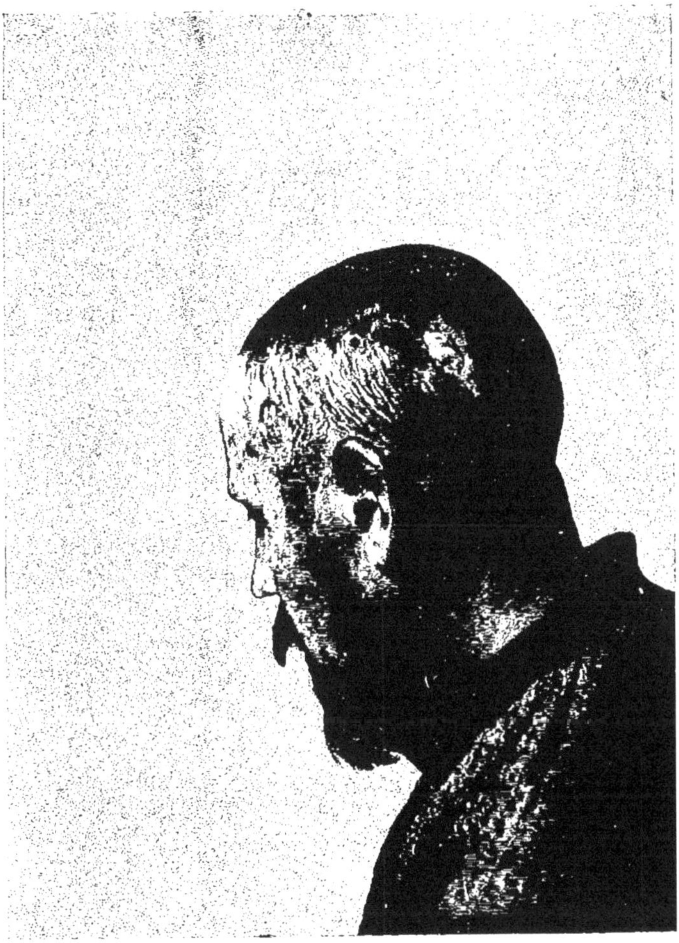

FIG. 52. — Ru... G. A., 37 ans, fracture du crâne par chute accidentelle sur la tête contre timon de voiture, le 27 juillet 1915, à Génicourt.

Entré à l'Hôpital n° 1 le 30 juillet dans un état comateux, avec hémiparésie droite et incontinence fécale. A l'ambulance, on a fait une ponction lombaire qui a ramené un liquide sanguinolent.

Trépanation le 30 juillet 1915. Fracture avec volumineux hématome sus-dure-mérien ; cet hématome très étendu est nettoyé à la curette. La dure-mère n'est pas incisée. Le cerveau reste dessous, affaissé et mou.

Le 31 juillet, amélioration de l'état de prostration. Légère agitation. Le malade fait quelques réponses monosyllabiques : puis l'état s'améliore tous les jours.

Entré le 30 juillet, évacué le 26 août 1915.

Ru... G. A., 37 ans. Trépanation le 30 juillet. Aspect de la plaie le 26 août 1915.

ploration cranienne dénote la présence d'une fracture du crâne dont le trait de fracture commence à un centimètre ou à deux centimètres d'une des commissures de la plaie.

Obs. VI. — R... G.-A., 37 ans, soldat de 2e Classe, conduisant une voiture, fait à Génicourt, le 27 juillet 1915, une chute accidentelle de sa hauteur, la tête portant sur le timon. Voici les renseignements fournis par la fiche de l'Ambulance : « répond vaguement aux questions à son arrivée à l'Ambulance, mais retombe de suite dans un état de torpeur qui va s'accentuant. Plaie contuse du cuir chevelu allant jusqu'à l'os sans l'intéresser au niveau de la suture occipito-temporale gauche; hémiparésie droite. Ni sucre ni albumine. Une ponction lombaire faite le 30 juillet ramène un liquide sanguinolent. » Le blessé entre à l'hôpital n° 1 le 30 juillet, dans un état comateux et ayant de l'incontinence fécale. Je le trépane aussitôt son arrivée et je constate une fissure cranienne commençant à un centimètre en avant de la surface osseuse dénudée et se dirigeant vers la partie antérieure du crâne. J'enlève à la curette un énorme hématome sus-dure-mérien. Pansement avec une mèche de gaze alcoolisée. Le 31 juillet le blessé sort de son état de prostration et fait quelques réponses monosyllabiques. Son état va s'améliorant et le blessé est évacué le 26 août 1915 (fig. 52).

e) Une autre catégorie de lésions osseuses craniennes pouvant passer inaperçues de prime abord comprend les *fractures craniennes*, fissures irradiées à la suite de plaies faciales *avec délabrement des os de la face*.

C'est surtout dans les *cas bénins en apparence* que *l'exploration cranienne s'impose* pour que *la trépanation puisse être faite en temps utile* si elle est jugée *nécessaire;* car plus elle est précoce, meilleurs sont les résultats.

L'observation clinique qui suit en est une démonstration des plus probantes :

Obs. VII. — L... E.-H.-J., 35 ans, soldat de 2e Classe, blessé le 22 octobre 1915 à Marchéville. Premier pansement immédiat par un sergent. Deuxième pansement le 23 octobre à 5 heures, à l'Ambulance, par médecin-major. Troisième pansement le 24 octobre à 11 heures par médecin-major. Séton de la région occipitale par balle. Trépanation le 24 octobre à l'Hôpital N° 1. *Le blessé est transporté à l'hôpital, assis dans la voiture d'évacuation*; il a *fait à pied plus d'un kilomètre dans la journée, sa luci-*

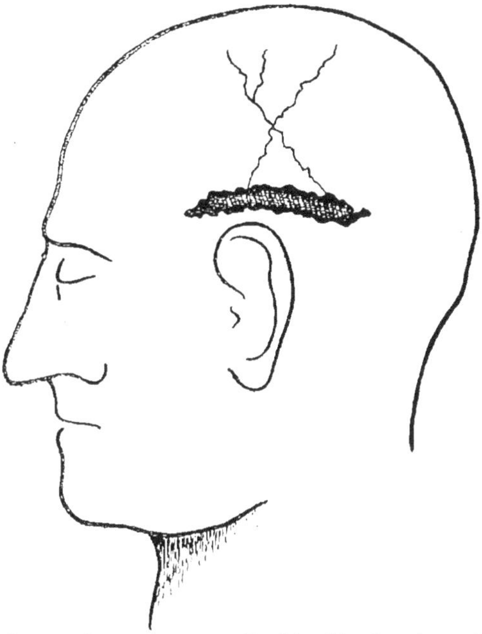

FIG. 53. — Plaie temporale gauche par balle (Mouilly. Janvier 1915). Fracture étoilée u temporal. Trépanation le 24 janvier. Entrée 23 janvier 1915. Évacué 16 février.

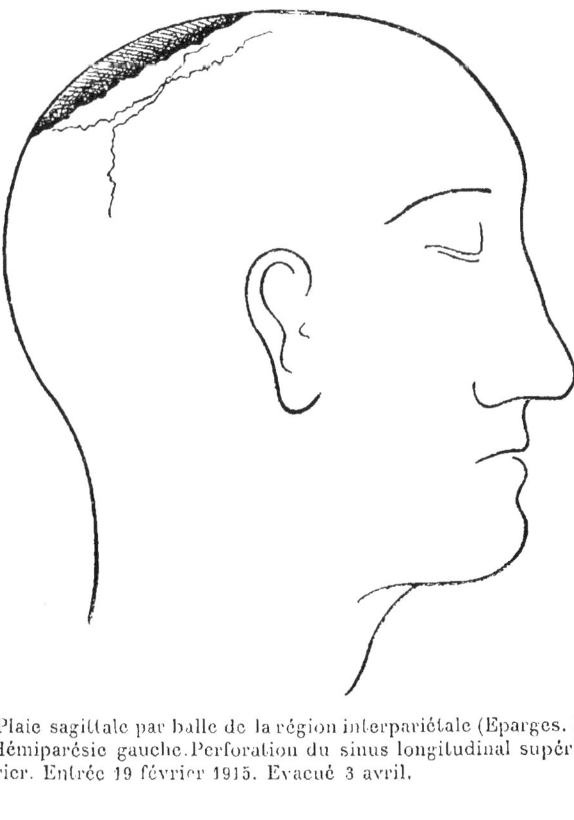

FIG. 54. — Plaie sagittale par balle de la région interpariétale (Eparges. Février 1915).)emi-coma. Hémiparésie gauche. Perforation du sinus longitudinal supérieur. Trépana- ion le 19 février. Entrée 19 février 1915. Evacué 3 avril.

dité est parfaite, il circule dans l'hôpital; il n'a comme signe clinique que la production de *vomissements qui persistent* depuis qu'il a été blessé, c'est-à-dire depuis quarante-huit heures. Le pouls est rapide. Entrée 24 octobre 1915 à 14 heures (fig. 23 et 24).

(La trépanation a révélé un enfoncement occipital avec esquilles intra-cérébrales. Le blessé a mal supporté l'anesthésie. Alerte chloroformique. Respiration artificielle et traction de la langue pendant 10 bonnes minutes.)

Evacué le 28 novembre 1915.

III

Aspect des plaies osseuses

Les explorations craniennes et les trépanations nous ont permis de faire les observations suivantes au sujet des traumatismes et des enfoncements craniens.

I. — *Simple changement de coloration de la substance osseuse* sans trace de fissure ni de dépression.

On peut observer :

Soit un *piqueté rougeâtre* ou une *tache foncée* d'étendue variable, indice d'un foyer hématique ;

Soit une *coloration ivoire ancien* ou une *nuance légèrement verdâtre*, indice d'une nécrose partielle, ou d'un abcès diploïque, ou d'un abcès plus profond (Cap. P..., blessé le 21 février 1915).

II. — *Dépression osseuse.*

Il peut exister une simple dépression de l'os ou une abrasion en îlots de la surface de la table externe. Dans ce cas, on rencontre souvent une incrustation osseuse de fragments métalliques (chemise, éclats de balle, petits fragments d'obus).

III. — *Fissure étoilée* (fig. 53, 54) ou *fissures parallèles* ou *longues fissures irrégulières.*

IV. — *Orifice de pénétration simple.*

Cet orifice peut être tout petit et nettement circulaire dans le cas de plaie par balle reçue directement, ou irrégulier et à bords plus u moins déchiquetés, surtout dans le cas de plaie perforante du râne par projectile d'artillerie.

V. — *Double orifice cranien.*

a) Dans le cas de perforation de part en part par balle, l'orifice ranien d'entrée est circulaire, avec petites esquilles s'enfonçant dans a substance cérébrale ; *les bords de la table externe seule sont nets*, ar la table interne est plus lésée. L'orifice osseux de sortie est ordiairement beaucoup plus large, avec *désordres plus étendus de la ible externe*. Comme exemple typique, je rapporte l'observation suiante : elle concerne un blessé dont le cerveau a été complètement aversé par une balle tirée dans la région fronto-pariétale, je lui ai it la trépanation bilatérale en réséquant les bords des plaies ciru laires (entrée et sortie) et en recouvrant chaque perte de substance sseuse par un lambeau semi-circulaire :

Obs. VIII. — L... R.-C.-E., Cavalier de 2e classe, 35 ans. Blessé le 4 juin 1915 à la Tranchée de Calonne, à 19 heures, par une balle ayant aversé le cerveau de part en part de la région fronto-pariétale gauche la région fronto-pariétale droite. Premier pansement au poste de seours à 19 h. 30 par un médecin. Entrée à l'Hôpital N° 1 le 25 juin. Perte e connaissance et aphasie.

Trépanation double le 25 juin à 17 heures.

Le blessé a été évacué le 16 juillet 1915, n'ayant comme phénomène athologique qu'un peu d'incontinence d'urine, incontinence intermitente, d'origine nerveuse

La figure 55 montre *l'orifice d'entrée de la balle*, circulaire et petit, et a dépression cérébrale au-dessus de la ligne d'incision.

La figure 56 montre *l'orifice de sortie de la balle*, beaucoup plus large, t la dépression du cerveau plus accentuée.

Le cerveau bat normalement sous la peau des deux côtés.

La mèche alcoolisée sort à la partie postérieure de chaque côté.

Mais si le plus souvent l'orifice d'entrée est plus petit et plus net que l'orifice de sortie, il existe des cas où les deux orifices osseux sont larges, irréguliers, à bords fragmentaires semblant présenter les désordres aussi grands. Tel est le cas dans l'observation d'un blessé.

Obs. IX. — Laf... A.-L., 20 ans, soldat de 2e classe, dont le crâne fut traversé de part en part par une balle tirée dans le sens longitudinal

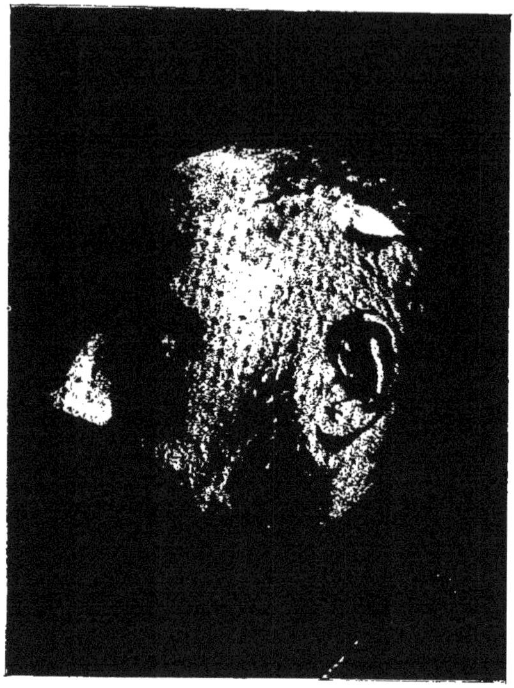

FIG. 55. — L... R.-C.-E., 35 ans. Trépanation double. Trépanation gauche. On voit l'orifice d'entrée de la balle.

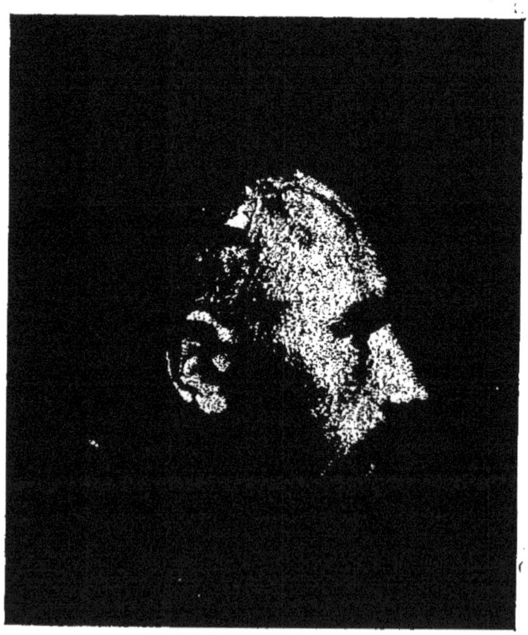

FIG. 56. — L..., R.-C.-E., 35 ans. Trépanation double. Trépanation droite. On voit l'orifice de sortie de la balle.

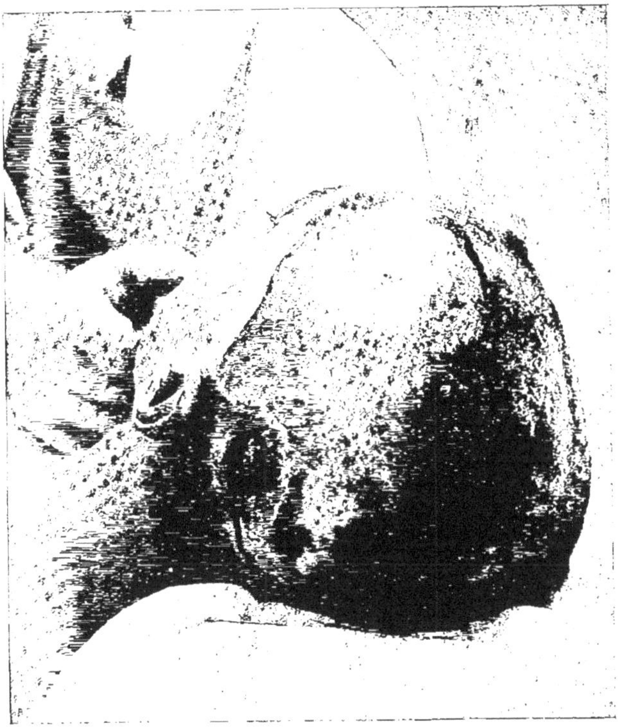

FIG. 57. — L... A., 20 ans, blessé d'une balle entrée dans la région frontale gauche et sortie dans la région pariétale gauche. Issue de matière cérébrale. Obnubilation. Orifice d'entrée frontal gauche. Orifice de sortie pariéto-occipital gauche. Photographie prise sur la table d'opération le 28 août 1915 avant la trépanation.

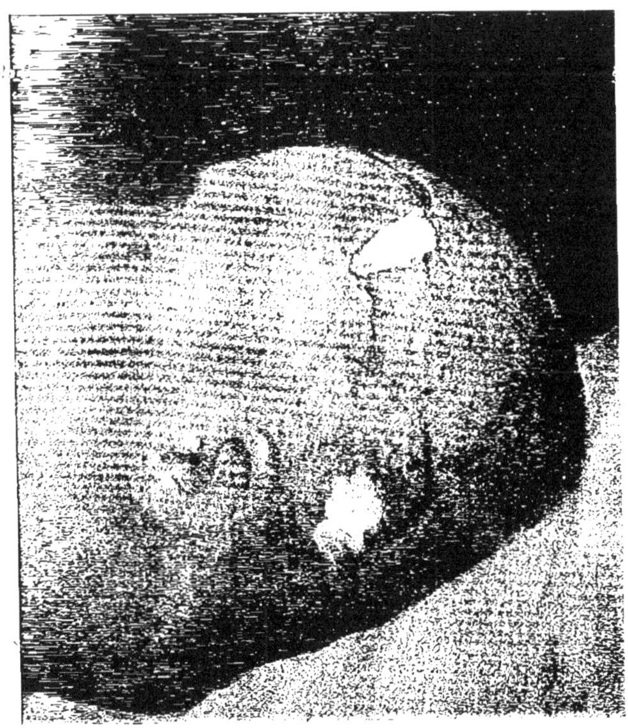

FIG. 58. — L... A., 20 ans. Trépanation double gauche, vaste fracture avec chevauchement s'étendant de l'orifice d'entrée à l'orifice de sortie. Aspect des lignes d'incision. 2 lambeaux semi-circulaires réunis par une ligne horizontale. Photographie prise dix-huit jours après l'intervention. Le blessé commence à parler. Une dame du Collège de Verdun a bien voulu se charger de sa rééducation cérébrale.

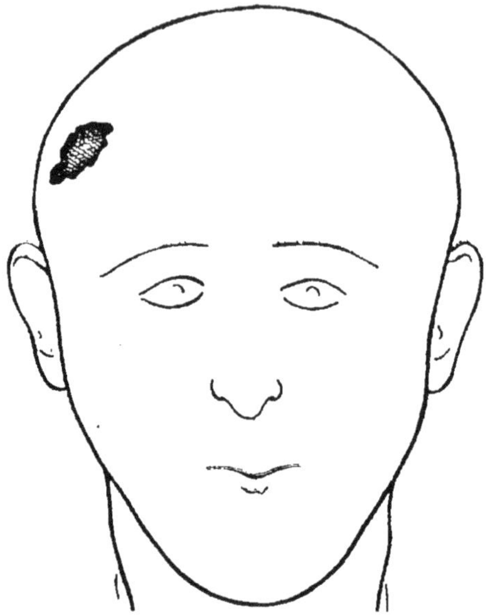

FIG. 59. — Séton intra-cranien de la région fronto-temporale droite par éclat de bomb
(Tranchée de Calonne, juin 1915). Orifice d'entrée.

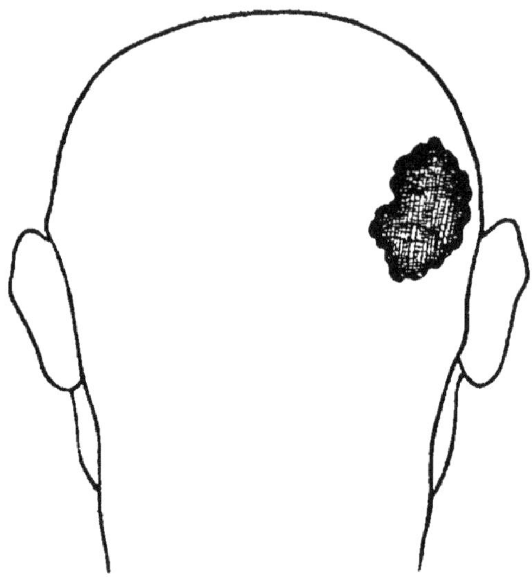

FIG. 60. — Séton intra-cranien de la région fronto-temporale droite par éclat de bomb
(Tranchée de Calonne, juin 1915. Orifice de sortie.

g. 57, 58); les délabrements osseux étaient aussi étendus à l'orifice d'en-ée qu'à l'orifice de sortie et un trait de fracture au niveau duquel evauchaient les fragments réunissait l'orifice d'entrée frontal gauche à orifice de sortie pariéto-occipital gauche.

b) Les projectiles d'artillerie peuvent perforer la boîte cranienne e part en part. Les orifices d'entrée et de sortie sont ordinairement lus contus et plus déchiquetés que les orifices produits par les balles ig. 59, 60). L'orifice de sortie surtout est ordinairement considé-able, cependant comme nous l'avons déjà dit, les désordres créés ans certains cas par les balles sont aussi importants que ceux éterminés par les projectiles d'artillerie.

VI. — *Esquilles osseuses.*

On observe toutes les variétés depuis les petites esquilles jusqu'aux agments osseux; tantôt les esquilles sont complètement mobiles, antôt elles sont adhérentes par leur base, parfois ce sont des fragments sseux ployés. Un enfoncement cranien produit par éclat d'obus étermine quelquefois un ploiement fragmentaire de l'os dans sa ortion traumatisée et une compression par fragment esquilleux dhérent par la base, fragment formé par l'épaisseur de l'os.

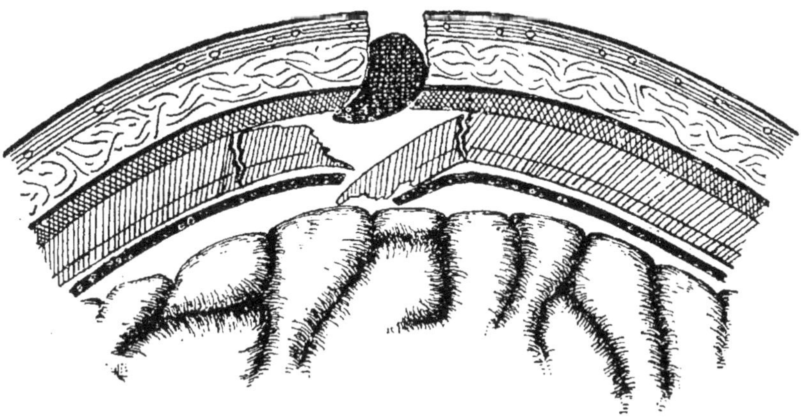

FIG. 61.

L'*esquille tabulaire interne* ayant subi une déviation angulaire avec ou sans glissement sous la table externe porte le nom d'*em-barrure*.

L'embarrure peut avoir la forme d'un triangle, d'un Y ou d'un V lorsque deux esquilles tabulaires de voisinage s'enfoncent dans la substance cérébrale (fig. 61); elle représente un clapet plus ou moins mobile, un volet plus ou moins surbaissé. L'aspect de la lésion rappelle l'aspect de la fracture en bois vert lorsqu'il y a embarrure en V sans lésion de la table externe (fig. 62).

L'*embarrure par projectile tangentiel* produit moins de dégâts que l'*embarrure par projectile oblique* ou par *projectile direct*. Dans ce

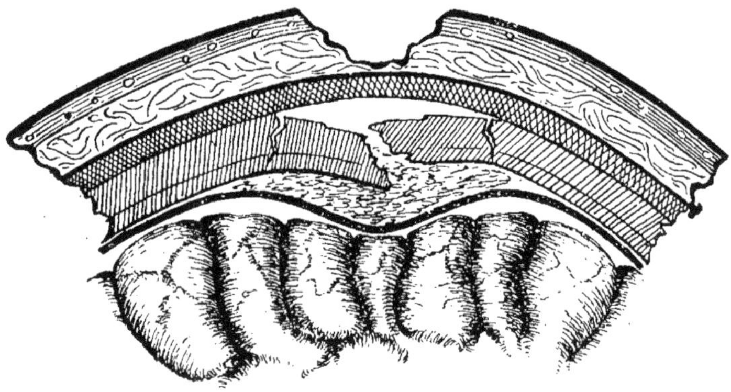

Fig. 62.

dernier cas ce sont souvent de *gros fragments tabulaires internes qui ont glissé sous les fragments tabulaires externes* enfoncés. Dans l'extirpation de ces fragments esquilleux la *forte pince à esquilles* est un instrument nécessaire.

Il faut *pratiquer très prudemment l'esquillectomie* de façon à ne pas augmenter les dégâts cérébraux. Il faut *extirper doucement* suivant le sens inverse de la pénétration de l'esquille, il faut parfois faire *des tractions parallèles* en dessous de la table externe, un fragment de la table interne s'étant glissé en-dessous de l'os de voisinage.

Les *lésions de la table interne sont toujours plus étendues et plus graves que celles de la table externe*. Dans le cas de pénétration intracranienne par projectile animé d'une vitesse initiale grande, si l'orifice d'entrée est relativement étroit et bordé d'esquilles minimes, il se fait cependant une *dégurgitation cérébrale* avec une expulsion d'autant plus forte que l'orifice est plus rétréci, et au moment de la trépanation on trouve des esquilles relativement volumineuses fortement enfoncées dans la substance cérébrale en bouillie.

Les *lésions de la table interne peuvent exister sans fracture de la table externe*.

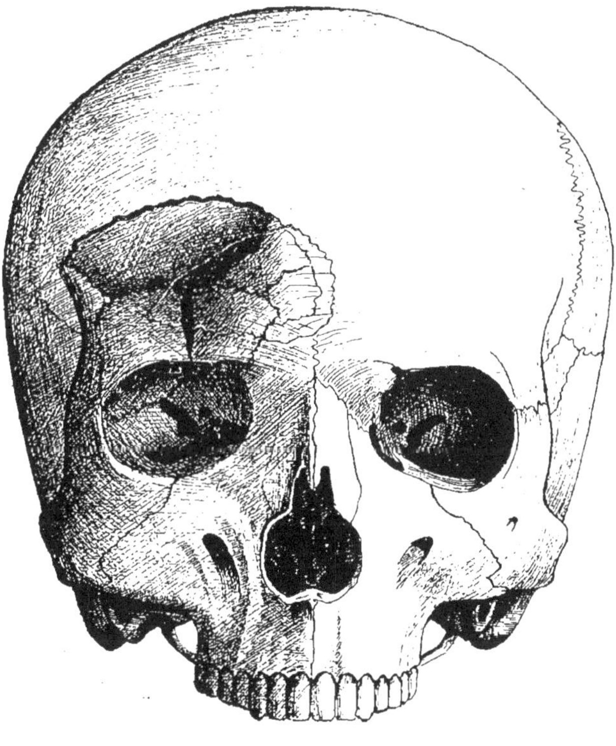

FIG. 63. — F... H., 39 ans, blessé le 16 octobre 1915, à 22 heures, à Béthincourt.
Aspect de l'enfoncement frontal. Grosse esquille profondément située dont les contours sont tracés en rouge.
Entrée 17 octobre. Evacué après trépanation le 28 novembre.

Obs. X. — L'observation du capitaine P... en est un exemple tout à fait probant. Le projectile n'avait laissé aucune trace de son passage sur le surface unie du frontal gauche. La trépanation, faite trois semaines après la blessure pour des phénomènes méningitiques survenus, révéla une fracture de la table interne avec suppuration diploïque. La table externe était alors atteinte dans sa vitalité.

VII. — *Vastes désordres osseux.*

On peut observer :

a) *Un gros enfoncement avec fissures irradiées* du centre de la fracture où se trouvent des esquilles et des fragments (fig. 63 et 64).

b) *Plusieurs enfoncements du crâne*, ordinairement *deux*, avec

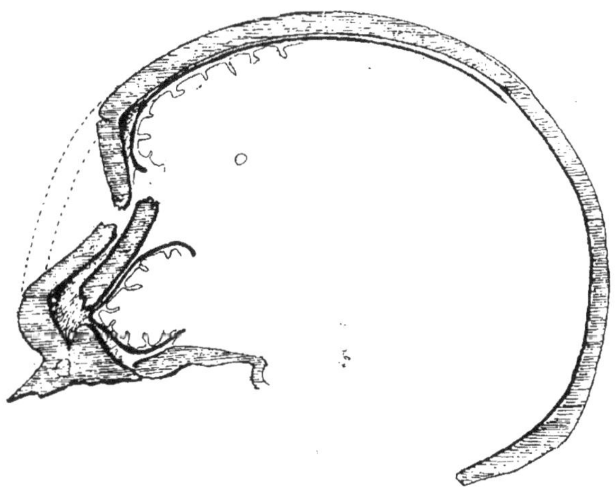

Fig. 64.

trait de fracture les reliant et léger chevauchement des os du crâne situés dans le foyer traumatisé.

c) *Un éclatement de la voûte cranienne* ou *des parois latérales* (fig. 65).

Il est nécessaire d'enlever les fragments et les esquilles, mais si l'exploration révèle la mobilité d'une lame osseuse très grande représentant une partie plus ou moins considérable du pariétal, *il ne faut pas enlever ces grands fragments de la boîte cranienne*, s'ils tiennent encore tant soit peu aux parties voisines ; on doit se contenter de régulariser les bords de la lame osseuse en question.

d) Parfois *la cavité cranienne communique avec la cavité nasale, orbitaire*, ou *le sinus maxillaire.*

Parmi les observations d'enfoncements craniens de la région frontale antérieure déterminant une large communication de la cavité cranienne avec la cavité des fosses nasales, j'en citerai deux comme typiques. Elles ont trait à deux blessés, trépanés dans les mêmes conditions à l'Hôpital N° 1, mais dont les suites opératoires ont été différentes. Le blessé le plus gravement atteint a eu une évolution

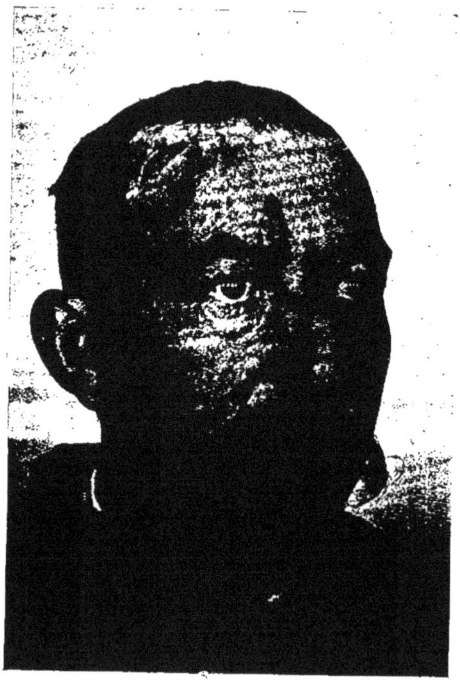

FIG. 65. — Fo... C., 38 ans, blessé à Lacroix-sur-Meuse, en juin 1915. Trépanation frontale.
Large communication de la boîte cranienne avec la cavité des fosses nasales.

post-opératoire aussi bénigne que possible et relativement rapide ; le moins gravement lésé a eu après la trépanation une période d'obnubilation assez longue d'une durée de quinze jours, pendant laquelle la température s'est maintenue à 38°, puis est entré en pleine convalescence et a été évacué de l'hôpital ne présentant aucun trouble pathologique.

PREMIÈRE OBSERVATION

F... C., 38 ans, soldat de 2e classe, blessé le 30 juin 1915 à 18 heures à Lacroix-sur-Meuse par un éclat d'obus ayant enfoncé la région frontale droite et la région nasale.

Un premier pansement est appliqué le 30 juin à 19 heures au poste de secours par un médecin-major; un second pansement est fait à 21 heures à l'Ambulance d'Ambly par un médecin-major.

Le blessé entre le 1er juillet à l'Hôpital N° 1. Je lui fais une trépanation aussitôt son entrée. Je constate un enfoncement cranien frontal très accusé et une fracture du nez. Le sinus frontal est largement ouvert.

Le blessé est dans un état semi-comateux, l'acuité visuelle de l'œil gauche est fortement diminuée.

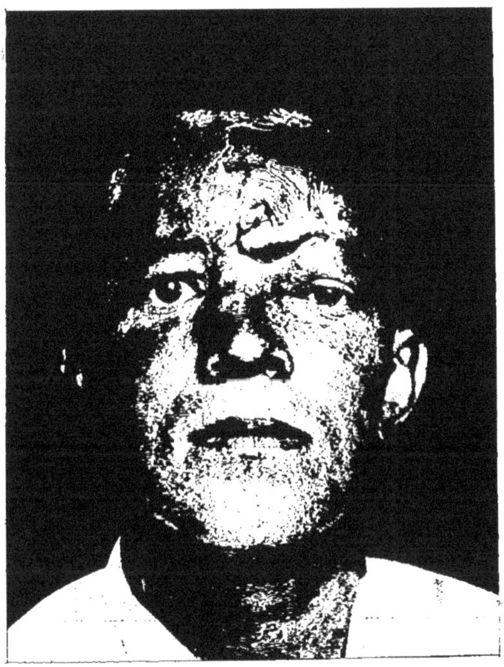

FIG. 66. — M... A.-A.-E., 30 ans, lieutenant. Pendant la trépanation, écoulement de substance cérébrale dans l'estomac par les fosses nasales.
Aspect du blessé quelques jours après la trépanation.

Après l'intervention, pendant les quinze premiers jours, le blessé reste dans un état d'obnubilation marquée. Du 1er au 7 juillet, la température reste entre 38°5 et 39° le soir. Le 14 juillet elle descend au-dessous de 38°. Le blessé recouvre alors sa lucidité et ses fonctions s'accomplissent normalement. Il est évacué le 1er août dans un état aussi satisfaisant que possible.

Deuxième observation

Obs. XII. — M... A.-A.-E., 30 ans, Lieutenant, blessé le 11 juillet 1915 à 20 heures 15 aux Eparges par un éclat d'obus ayant déterminé une plaie transversale au-dessus de l'arcade sourcilière gauche, avec fracture de

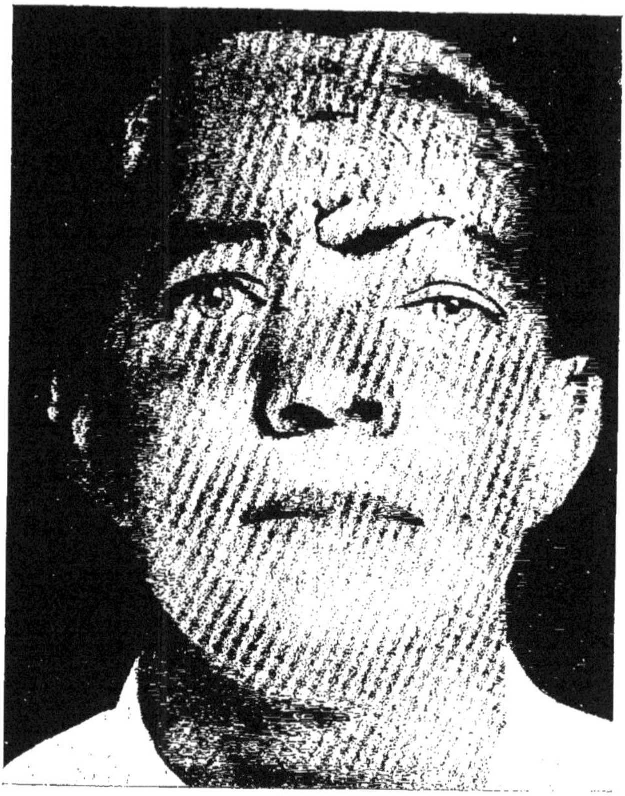

Fig. 67. — M... A.-A.-E., 30 ans, lieutenant.
Aspect du blessé 8 jours après la trépanation. Perte de substance profonde, 3 centimètres de vide de la peau aux parties profondes. Perte complète de l'olfaction du côté gauche.

l'arcade et ouverture de la boîte cranienne et une plaie avec fracture du nez à la partie supérieure et médiane.

Le pansement individuel est appliqué par le blessé lui-même aussitôt l'accident.

Un second et un troisième pansements sont appliqués par un médecin au poste de secours.

Le lieutenant entre à l'Hôpital N° 1 le 12 juillet. Je lui fais immédiatement la trépanation. La substance cérébrale fait issue à travers la plaie sourcilière.

L'intervention dénote un gros enfoncement frontal avec ouverture des sinus frontaux, effondrement de la paroi supérieure et interne de l'orbite, fracture de la paroi interne orbitaire, de l'unguis, de l'ethmoïde et des os propres du nez.

Aussitôt l'intervention, le blessé est assis pour l'application du pansement. C'est alors que *dans des vomissements il rend une gelée de groseille dans laquelle est incorporée de la bouillie cérébrale*, magma dû à la pénétration par les voies naso-paryngiennes du sang et de la substance céré-

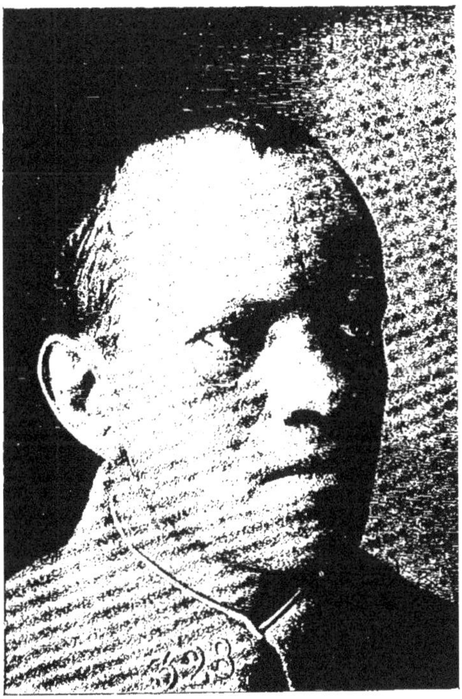

FIG. 68. — M... A.-A.-E., 30 ans, lieutenant. Entré le 12 juillet 1915. Aspect de la plaie le 8 septembre, jour de l'évacuation.

brale au cours de l'intervention, la tête étant en position déclive. *Le blessé a avalé de sa cervelle qu'il n'a pas digérée.*

Le pansement est fait suivant ma technique habituelle. Il n'y a pas lieu de songer dans le cas présent à oblitérer les fosses nasales, car la cavité cranienne communique aussi largement que possible avec la cavité buccale.

Les suites opératoires ont été des plus simples comme en témoigne la feuille de température ci-jointe.

Le blessé a été évacué guéri le 8 septembre 1915.

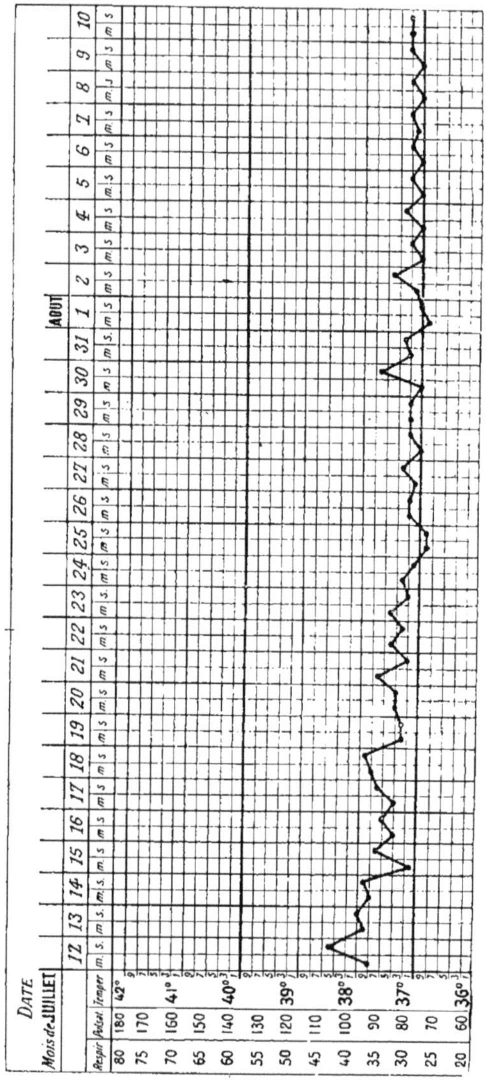

Fig. 69.

Ce qu'il y a d'intéressant à noter dans ces observations, c'est *la bénignité de l'évolution post-opératoire*, bien que l'oblitération des fosses nasales pour éviter l'infection ne puisse être réalisée. Dans les deux cas relatés plus haut, le sinus frontal était ouvert, les os propres du nez fracturés. Dans l'un des deux, les désordres osseux étaient plus graves, puisque l'os unguis, une partie de l'ethmoïde étaient fracturés et que la partie supéro-interne de la voûte orbitaire était effondrée.

e) La cavité orbitaire est assez souvent démolie. Exceptionnellement nous avons vu un enfoncement du crâne par le fond de l'orbite (blessure produite par explosion d'obus de gros calibre). En voici une observation intéressante :

Obs. XIII. — Commandant D..., 48 ans, se trouvait dans une chambre-abri à la crête des Eparges avec trois officiers et deux soldats le 13 mars

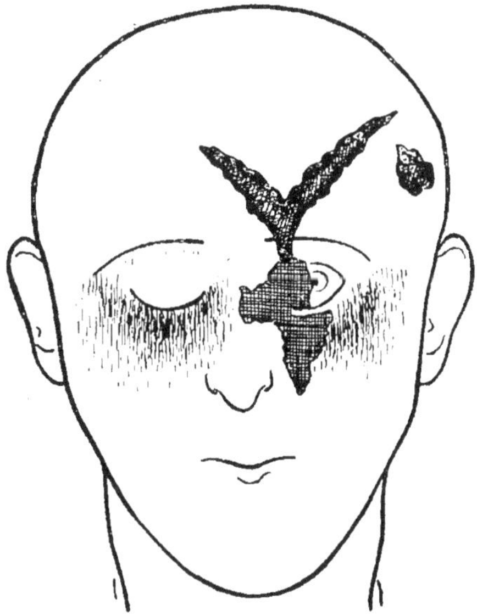

Fig. 70.

1915. Une marmite tomba sur l'abri sans éclater, mais aussitôt après arrivait sur l'abri un obus de 77 qui en éclatant tua deux officiers, blessa le Commandant D... et le Capitaine L...

Le Commandant D..., après un pansement immédiat fait à 14 heures, entra à l'Hôpital N° 5 à 1 heure du matin avec un garrot sur la fémorale. Le blessé présentait une vaste plaie de la région fronto-orbito-maxillaire gauche. La paroi postérieure de l'orbite gauche était enfoncée, la fente sphénoïdale avait disparu. *Le sinus maxillaire et la plus grande partie de l'orbite étaient remplis de cette terre glaise jaunâtre et adhérente, caractéristique de la boue de la Woëvre*, sorte *de mastic collant* que je dus *enlever à la curette tranchante*. Cette terre allait en profondeur jusqu'au voisinage de la selle turcique. Dans le fond de la plaie, après nettoyage, on pouvait apercevoir de la bouillie cérébrale. Si du côté gauche, la vision était nulle, l'œil droit n'avait plus qu'une vague perception lumineuse (fig. 70).

Le blessé présentait en outre une trentaine de plaies de la jambe gauche et les deux os de cette jambe étaient fracturés en multiples endroits. Le membre était complètement froid; dans la même séance opératoire je fis l'amputation de cuisse et le Dr Canque pratiqua l'exentération de l'œil gauche. Entré le 14 mars à 1 heure, le blessé succombait le 16 mars à 8 heures.

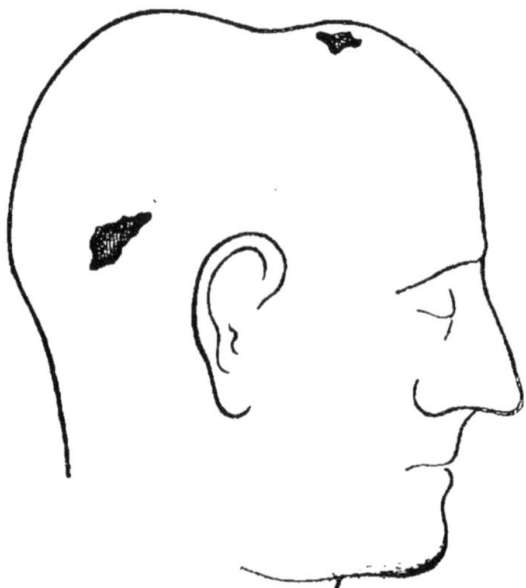

FIG. 71. — Plaie pénétrante du crâne par éclat d'obus (Éparges, Mars 1915). Coma. Issu de matière cérébrale.

VIII. — *Lésions intra-craniennes.*

a) *Dure-mère.*

La *dure-mère peut être intacte* et recouvrir les lésions sous-duremériennes. Elle offre parfois une coloration violacée et se trouve for-

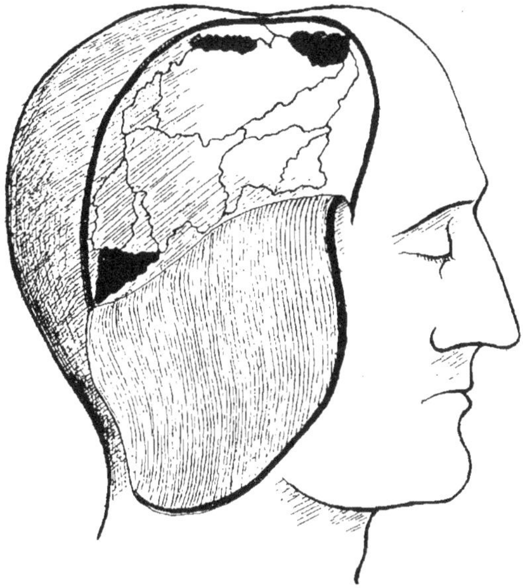

FIG. 72. — Le même. Trépanation. Eclatement des parois latérales du crâne. Trois enfoncements signalés en noir.

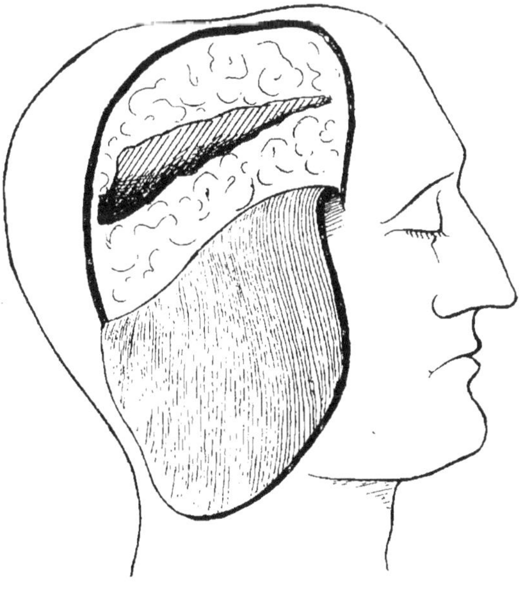

FIG. 73. — Le même, après ablation des fragments osseux. Pont transversal légèrement oblique formé par dure-mère adhérente au cerveau par une surface linéaire. Au-dessus et en-dessous la substance cérébrale est désagrégée. Gros hématome. Caillots nombreux surtout dans la partie [illegible] pont formé par la dure-

tement distendue; dans quelques cas elle est épaissie, jaunâtre et flaccide (observation du capitaine P..., trépanation tardive).

Elle peut être déprimée localement, simplement piquée par une esquille, présenter un orifice circulaire ou une section linéaire, être légèrement déchirée, franchement ouverte ou largement déchiquetée ; je l'ai vue former un velum isolé sur la surface latérale du cerveau, ayant une simple bande adhérente à la face externe cérébrale (fig. 73).

Sous la dure-mère on trouve le plus souvent un *hématóme saignant au milieu de caillots noirâtres disposés comme des grains de plomb enchassés dans la matière cérébrale en bouillie.*

Les foyers hémorragiques, le plus souvent veineux, sont parfois artériels. Les caillots forment une véritable *gelée molle* ressemblant tantôt à la gelée de groseille noire, tantôt à la gelée de groseille rouge. Cette gelée s'expulse au dehors elle-même dans les cas ordinaires; dans d'autres cas une simple compresse permet le nettoyage du foyer hémorragique; lorsque l'hématome est volumineux et de date plus ancienne, l'emploi de la curette est nécessaire.

b) Cerveau.

On peut observer une simple *congestion*. Le cerveau a ses vaisseaux distendus, il est de couleur rouge franc ou rouge hortensia. La dure-mère incisée, il ne bat pas ou il bat très faiblement; peu à peu la saignée et la décompression produites par la trépanation amènent une diminution de la tension cérébrale et le cerveau décongestionné reprend ses battements avec l'ampleur normale.

La substance cérébrale peut être *contusionnée*, pénétrée par des pointes d'esquilles ou par des esquilles et des fragments osseux. Il est nécessaire d'enlever les esquilles, mais avant d'aller à leur recherche, il est absolument indispensable d'attendre quelques secondes, car la dégurgitation cérébrale les fait apparaître successivement au niveau de l'orifice de trépanation; des fragments s'éliminent spontanément avec la substance cérébrale, ceux qui ne sont pas rejetés au dehors par les pulsations rythmées du cerveau sont saisis avec les pinces.

Cette expulsion spontanée de fragments intra-cérébraux ne se fait pas toujours toute seule, si de gros fragments sont coincés, si la substance cérébrale est très démolie, si la trépanation est une trépanation retardée. Il est donc important d'aller prudemment rechercher ces grosses esquilles profondes. Après un certain nombre de trépanations, l'œil est habitué à apprécier dans un enfoncement le volume osseux réel correspondant à la perte de substance osseuse apparente. Le nombre et la grandeur des esquilles semblent bien supérieurs à la perte de substance extérieure, ce qui s'explique par la prédominance constante des lésions de la table interne.

Si des esquilles peuvent être expulsées spontanément, il n'en est pas de même des projectiles sauf lorsqu'il s'agit de débris d'enve-

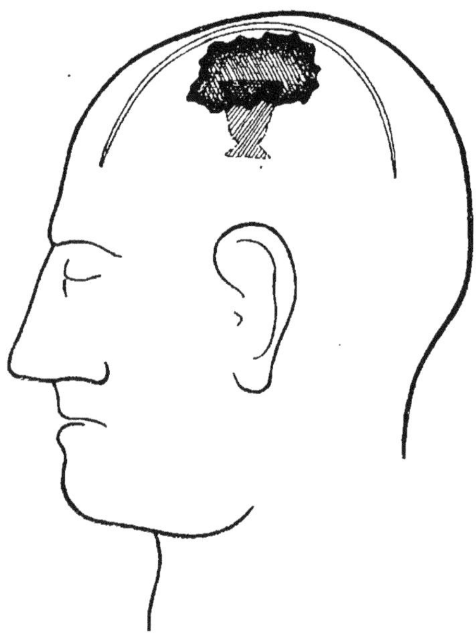

FIG. 74. — Plaie cranienne par éclat d'obus (Hautecourt. Décembre 1914). Trépanation et ablation du fragment d'obus inclus dans la bouillie cérébrale.

loppe de balle. Leur poids ne leur permet pas d'être soulevés par la tension cérébrale. C'est là où la radiographie s'impose. Les projectiles (balles, shrapnells, éclats d'obus) peuvent n'entamer que légèrement la substance cérébrale (fig. 74) ou se retrouver profondément situés dans le cerveau.

J'ai pu extirper une balle qui s'était logée dans l'étage moyen du cerveau à droite.

Obs. XIV. — Ben... J., soldat de 2e Classe, âgé de 27 ans, blessé à Mouilly le 1er janvier 1915 par balle ayant pénétré au niveau de l'extrémité externe de la queue du sourcil droit et ayant déterminé une ecchymose conjonctivale. Entré le 2 janvier à l'Hôpital N° 5. Intervention le 3 janvier. Extraction d'une esquille de l'arcade zygomatique et de l'apophyse orbitaire de l'os malaire. La balle a pénétré dans le crâne par le fond de la fosse temporale, derrière l'arcade zygomatique. Trépanation à la gouge et au maillet. Extraction de balle de fusil à 4 centimètres de profondeur au niveau de l'étage moyen de la base du crâne.

Obs. XV. — Mais l'observation la plus instructive à ce sujet est celle de L... Félix, 27 ans, soldat de 2e Classe. Il fut blessé le 22 septembre 1914 près de Lacroix-sur-Meuse par un shrapnell. Un premier pansement fut fait par un camarade dix heures après le moment où il fut blessé. L... entre à l'Hôpital N° 5 le 23 septembre 1914 dans un état demi-comateux. Le shrapnell était entré au niveau de la protubérance occipitale déterminant un enfoncement de l'occipital avec grosses esquilles incluses profondément dans la substance cérébrale. La trépanation fut faite le 24 septembre ; j'appliquai deux grosses couronnes de trépan et complétai la brèche osseuse avec la pince-gouge. Au moment de l'ablation des esquilles, le blessé eut une hémorragie grave due à une large ouverture du Pressoir d'Hérophile. Malgré ce contretemps je pus enlever les esquilles profondes et extraire un shrapnell qui était à plus de 6 centimètres de profondeur dans la région occipitale. Je lavai avec l'alcool à 95 degrés et fis un tamponnement à la gaze imbibée d'alcool. L'hémorragie fut telle que le blessé porta le surnom de « Pressoir d'Hérophile ». Des injections de sérum soutinrent le blessé et le pansement fut fait avec des mèches de gaze imbibées d'alcool à 95 degrés.

Le blessé était aveugle avant la trépanation. Il fut évacué le 14 octobre ; la vision en ce moment était revenue, mais diminuée. Ses yeux furent soignés à Marseille par le Dr Fornarie ; et *actuellement, plus d'un an après l'intervention, L... réformé a repris sa vie normale.*

La destruction cérébrale est plus ou moins complète au niveau du foyer traumatisé ; parfois elle forme une véritable bouillie qui est en quelque sorte vomie au dehors de la boîte cranienne. Quand elle est abondante, la curette est indispensable pour le nettoyage de la plaie cérébrale. L'écoulement de la substance cérébrale peut continuer quelques jours par la plaie sans que le blessé succombe fatalement. La substance cérébrale a une odeur fétide ou sphacélique quand le blessé arrive plusieurs jours après sa blessure sans avoir été pansé, comme le fait s'est produit aux Éparges où de grands blessés n'ont pu être relevés avant quarante-huit heures, trois, quatre, cinq et même huit jours, lorsqu'ils étaient tombés entre les deux lignes.

IV

Accidents et complications. Pronostic

1. — *Complications immédiates.*

a) Une infection rare observée avant la trépanation est l'*infection gazeuse du cuir chevelu.*

Obs. XVI. — T... O.-L., 2e Classe, blessé le 20 décembre 1914 à Haumont-les-Samogneux, atteint d'une plaie occipitale supérieure droite par shrapnell, d'un séton de la fesse gauche et d'une plaie du talon gauche, avec une infection gazeuse de tout le cuir chevelu. Trépané le 22 décembre, je lui fis l'extirpation du shrapnell; les esquilles nombreuses étaient enfoncées dans la bouillie cérébrale. Il mourut le 27 décembre 1914 à 6 heures.

Une infection exceptionnelle est l'*infection parasitaire.*

Obs. XVII. — D... E., 23 ans, 2e Classe, blessé le 24 juin 1915 à 8 heures à la Tranchée de Calonne. Pansement au poste de secours à 9 heures par le médecin-major. Entré à l'Hôpital No 1 le 25 juin pour une plaie de la région temporo-pariétale postérieure droite et antérieure gauche, par éclats d'obus ; il présentait en outre une plaie de la région auriculaire postérieure droite avec section du pavillon de l'oreille (fig. 75). La substance cérébrale faisait hernie par les deux plaies extérieures droites; des asticots émergeaient de la substance cérébrale et le cadavre d'une grosse mouche verte se trouvait dans le conduit auditif. La trépanation fut faite le 25 juin ; le blessé ne succomba que le 14 juillet à 5 heures 15.

Les *complications au cours de la trépanation* sont constituées par les *hémorragies ;* il ne peut être question des hémorragies du cuir chevelu que les pinces de Kocher suffisent à arrêter.

Ces hémorragies sont dues soit aux lésions des *artères méningées*, soit aux *lésions des sinus*. La ligature de la méningée moyenne ou de ses branches peut être faite ; la ligature facilite l'intervention ; si elle ne peut être faite, l'oblitération des vaisseaux à l'aide de tortillons de gros catgut, procédé employé par mon maître Lucas-Championnière, m'a donné d'excellents résultats. La déchirure des sinus est très fréquente, les sinus le plus souvent ouverts sont d'abord les *sinus occipitaux* (sinus occipital proprement dit et confluent veineux,

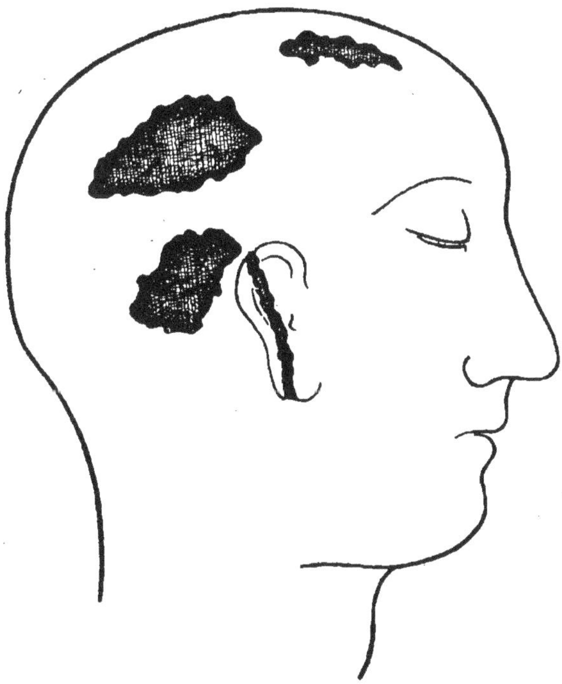

Fig. 75.

dit Pressoir d'Hérophile) et le *sinus longitudinal supérieur*, puis le *sinus pétreux* et le *sinus latéral*. Tantôt la paroi des sinus offre une *simple perforation*, tantôt les *sinus sont largement déchirés*. La compression par les mèches de gaze alcoolisées a toujours suffi à arrêter l'hémorragie.

J'ai observé très exceptionnellement l'*écoulement de liquide céphalo-rachidien*. L'écoulement le plus abondant que j'ai vu existait sur un Allemand trépané à l'Ambulance (incision cruciale avec plaie ouverte) qui est entré à l'Hôpital N° 1.

b) Les complications immédiates post-opératoires sont déterminées le plus souvent par des *accidents d'infection :* phénomènes méningitiques et encéphaliques, accidents convulsifs, agitation, coma; parfois par des *accidents de compression :* phénomènes épileptiques.

II. — *Complications tardives.*

Les complications tardives peuvent être précédées de phénomènes prémonitoires ou éclater brusquement. En dehors des *accidents infectieux ordinaires*, une série d'accidents divers peuvent se produire.

a) Les *crises convulsives* s'observent assez fréquemment. Leur nombre et leur apparition sont très variables.

Epilepsie jacksonnienne. — Tantôt une seule crise quarante-huit heures après l'intervention, ou douze jours après l'intervention, parfois deux ou trois crises. Les blessés ont été évacués trop tôt pour nous fournir une donnée expérimentale sur la reproduction de ces crises, mais nous avons vu des blessés gardés cinquante jours à l'hôpital et qui n'avaient eu qu'une crise d'épilepsie jacksonnienne peu après la trépanation.

Epilepsie généralisée. — Les crises épileptiques généralisées n'ont pas été très fréquentes ; nous en avons observé au début de nos interventions à l'Hôpital temporaire N° 5 : toutes ont cédé après le premier pansement, sauf une. Les premières semblaient dues à une compression de la région corticale du cerveau. Le trépané qui est mort après une série subintrante d'attaques épileptiques généralisées était épileptique avant d'être blessé.

A propos de la compression corticale du cerveau, un phénomène que j'ai observé à la suite des premières trépanations que j'ai faites et que je n'ai plus vu se reproduire depuis l'emploi de ma nouvelle méthode est un *œdème éphémère* des paupières survenant vers le douzième jour après l'intervention. J'ai signalé ce fait dans une première note envoyée à l'Armée. Le fait ne s'étant plus reproduit, j'en attribue la cause à une façon défectueuse d'appliquer le pansement.

b) L'*état de somnolence, d'obnubilation* survient parfois vers le quatorzième jour; nous l'avons vu se produire au vingtième jour. Le blessé dort d'une façon presque continue, il répond difficilement aux demandes même impératives ; c'est là un mauvais indice, mais ce n'est pas un indice constamment fatal.

c) L'*agitation* ou le *coma* ou les deux à la fois constituent la complication grave à laquelle les opérés succombent.

d) Si, après la trépanation, des accidents *paralytiques* ou *parésiques* ont cédé, il est certain que ces accidents n'étaient pas dus à la destruction des centres moteurs, mais à des accidents de compression. La preuve en est dans la cessation subite de ces accidents après l'intervention. Les accidents de *paralysie tardive* survenant après la trépanation, trois semaines environ après, semblent dus également à la compression. Un cas des plus instructifs est le suivant :

Obs. XVIII. — H... L., 25 ans, caporal, blessé le 13 octobre 1914 à Mouilly par un éclat d'obus ayant déterminé un enfoncement cranien de la région occipitale au niveau de la protubérance externe. Premier pansement immédiat ; second pansement à Rupt-en-Woëvre. Trépanation le 15 octobre. Ouverture du Pressoir d'Hérophile, hémorragie arrêtée par tamponnement à la gaze alcoolisée. Le 1er novembre, apparition d'un adéno-phlegmon cervico-latéral et d'une adénite sous-maxillaire consécutifs à une angine fébrile. Le 25 novembre, incision, curage et drainage de l'adéno-phlegmon. Une *paralysie faciale tardive* et totale survient quelques jours après le début de l'adéno-phlegmon. J'ai reçu des nouvelles du blessé, réformé actuellement. Sa paralysie a complètement disparu de longs mois après et sans aucun traitement spécial. Il avait quitté l'hôpital de Verdun le 14 décembre 1914.

e) Certains trépanés sont sujets aux *vertiges*, à la *céphalée*, présentent des *troubles visuels* (hémianopsie), des difficultés d'élocution, de la *lenteur de la parole* ou une *façon saccadée de parler* ; d'autres ont des *phénomènes polyuriques* et de la glycosurie.

f) Les *tumeurs herniaires* sont une des complications les plus fréquentes. Elles sont plus ou moins volumineuses, ayant le plus souvent une tendance à augmenter ; cependant quelques-unes évoluent vers la régression.

Obs. XIX. — G.. E.-L., 23 ans, soldat de 2e Classe, blessé près d'Hautecourt le 10 octobre 1914 par une balle. Enfoncement crânien de la région fronto-pariétale droite. Premier pansement fait par camarade ; deuxième pansement à l'Ambulance. Entre le 11 octobre 1914 à l'Hôpital

N° 5 dans un état comateux. Après la trépanation faite le 12 octobre, le blessé sort peu à peu de son état comateux. Le 16 octobre se produit une hernie cérébrale. Le blessé va mieux, mais l'hémiplégie gauche persiste; le 15 novembre il se lève, et l'hémiplégie a fait place à de la parésie gauche. A partir du 1er décembre, la tumeur herniaire régresse grâce à la compression. Le 12 décembre, je constate une fluctuation profonde dans la masse herniée ; je fais une ponction aspiratrice qui ramène du liquide louche; je fais alors sous anesthésie l'incision du cerveau, et en présence du Dr Descomps (de Paris) j'ouvre une poche contenant un liquide trouble un peu sanguinolent. La tumeur s'est affaissée et le blessé a été évacué le 14 décembre. Il m'a écrit depuis que dans un hôpital de l'intérieur on lui avait fait l'extirpation de la masse herniée.

Obs. XX. — Un exemple de hernie cérébrale volumineuse (fig. 27) nous est fourni dans le cas de Br... F., soldat de 2e Classe, âgé de 30 ans, blessé à Etain, qui est entré à l'Hôpital N° 5 le 26 août 1914 dans un état comateux, avec un éclatement de la voûte cranienne par éclat d'obus accompagné de gros dégâts de la région fronto-pariétale gauche et de la région pariétale inférieure; paralysie flasque des membres, abolition du réflexe cornéen, réflexe pupillaire à la lumière. Trépanation le 26 août, nombreuses esquilles enfoncées dans de la bouillie cérébrale odorante. Aussitôt après la trépanation, le coma est moins prononcé, le pouls est à 104. Le 30 août se produit une hernie cérébrale, le blessé peut marcher, il comprend ce qu'on lui dit, mais ne peut parler. Le décès survient le 5 septembre 1914. A l'autopsie on constate un cerveau considérablement augmenté de volume, un gros épanchement sous-dure-mérien à la base et à la partie postérieure du cerveau, de la méningo-encéphalite du lobe pariéto-temporal gauche, une forte distension du ventricule latéral gauche avec piqueté hémorragique.

J'avais fait à ce blessé une ponction lombaire pour diminuer la tension du liquide céphalo-rachidien. Cette ponction n'a amené aucune amélioration ; elle semble logiquement devoir être un complément efficace de l'intervention dans certains cas; beaucoup de blessés devant être trépanés ont été envoyés à l'Hôpital N° 1 ; après *ponction lombaire* indiquée sur la fiche et faite à l'ambulance, le liquide retiré était toujours sanguinolent. Cette *ponction lombaire systématique faite à l'ambulance* ne peut qu'être utile au blessé avant la trépanation, mais ne peut suppléer à l'intervention toujours nécessaire. Je n'ai pas eu l'occasion de pratiquer le *lavage de l'espace céphalo-rachidien* suivant la méthode de Depage (de Bruxelles).

Je n'ai fait d'*amputation de tumeur cérébrale herniée* que chez des trépanés d'ambulance. Certaines masses sphacélées se sont éliminées d'elles-mêmes. Il est extrêmement curieux de voir de vastes portions du cerveau démolies et complètement détruites n'entraînant aucun trouble de mobilité, de sensibilité ou d'idéation.

Je n'ai pas observé d'*abcès du cerveau*. Ces abcès sont des *complications éloignées*, et les blessés que j'ai opérés étaient évacués relativement tôt.

Le *pronostic des fractures du crâne par projectile doit toujours être extrêmement réservé :* certains trépanés jugés perdus, soit à cause des vastes désordres du cerveau, soit en raison de l'état infectieux, soit à cause de l'état général précaire, ont pu être évacués dans un état satisfaisant ; d'autres, considérés comme sauvés, ont à un moment donné fait une ascension brusque de température et la mort est survenue ; certains tombent quinze jours après l'opération dans un état de somnolence qui se termine par la mort.

Au point de vue pronostic à distance, la *persistance du projectile intra-cranien* constitue un facteur d'aggravation ; des accidents ultérieurs (abcès cérébraux) sont à craindre, de même que des accidents tardifs graves. Il est certain que l'*extraction du projectile* donne une plus grande sécurité pour l'avenir.

V

De la température dans les traumatismes du crâne

I. — Le *ralentissement du pouls est la règle dans les traumatismes du cerveau.* Cependant quelques blessés sont arrivés avec un pouls très rapide peu de temps après avoir reçu une blessure grave. Mais à la guerre on observe parfois des ralentissements du pouls, même dans le cas de petits traumatismes. Dans la période du 18 août au 15 septembre 1914, j'ai pris soin de noter le nombre de pulsations présenté par tous les blessés. A cette époque plus des quatre cinquièmes des blessés présentaient un pouls variant de 42 à 54 pulsations, même les blessés légers atteints d'un petit séton par balle. La démoralisation, la retraite précipitée, les fatigues, le surmenage, le séjour prolongé sur le champ de bataille, le besoin de manger, (certains blessés restés plusieurs jours entre les lignes avec un membre fracturé buvaient l'eau de pluie quand elle tombait, et mangeaient les graminées de l'endroit où ils gisaient), l'invincible envie de dormir, autant de facteurs déterminant cette diminution du nombre des pulsations artérielles. Du reste, à peine couchés dans un lit, ces blessés qui réclamaient à boire ou qui se plaignaient à leur entrée, dormaient quelques minutes après. *Il ne faut donc accorder qu'une valeur relative à la diminution du nombre des pulsations et à leur ralentissement.*

II. — Les courbes de température présentées par les plaies intracraniennes et à la suite des trépanations se réduisent à quelques types invariables, comme le démontrent les observations suivantes. La température prise a toujours été une température rectale.

A. *Température chez les évacués.*

a) *Type régulier.* — Le blessé entre à l'hôpital non infecté. Il n'a pas d'élévation de température à son entrée. Il est trépané ; aucune ascension de la température qui reste normale pendant l'évolution post-opératoire.

b) *Type à chute rapide.* — Le blessé entre avec une température élevée, 39°3, ou 40° ; la température descend rapidement : de 39°3, elle arrive à 36°4 en l'espace de trois jours, puis devient régulière et normale.

c) *Type à chute régulière en lysis* ou *type descendant.* — Le blessé ayant une température de 38°2, quelquefois au second jour seulement, revient régulièrement à une température normale au bout de quelques jours, ordinairement du huitième au treizième jour.

d) *Type ascendant initial.* — Dans les grands traumatismes du crâne, ce type est assez fréquent. Au second jour de la trépanation, le blessé a une température qui s'élève à 38°6 ou à 39°, parfois le troisième jour à 39°4 et à 40°5, exceptionnellement le quatrième jour à 38°9 et à 39°9, puis descend régulièrement.

e) *Type fébrile du début à oscillations persistantes.* — Le blessé, pendant six ou huit jours, parfois même pendant quinze jours, garde la même température élevée, puis ne commence sa descente qu'à partir du treizième jour.

f) *Type alternant périodique.* — Le blessé présente tous les trois jours une légère ascension de température qui dure environ trois jours, puis la température redescend chaque fois à un degré un peu moins élevé jusqu'à ce qu'enfin elle soit normale.

g) *Type irrégulier.* — Ce type est exceptionnel, et il est difficile de connaître exactement la cause de l'élévation de la température. Le blessé, qui était à 36°8 au cinquième jour, atteint 38°2, 38°8, 39°5, et même 40° au sixième jour. La température dans certains cas atteint 40°5 au troisième jour, redescend et remonte le septième jour à 40°4 ; je l'ai vue au neuvième jour rester au-dessus de 38° pendant six jours.

De l'observation des feuilles de température de mes opérés, je tire cette déduction d'ordre général : la température redevient normale du onzième au treizième jour, au plus tôt le sixième jour. Souvent une légère élévation de température survient le quatorzième jour, quelquefois le dix-septième jour. Elle est due dans ces cas à l'*état intestinal ;* quelques purgatifs la font redescendre au niveau normal.

B. *Température chez les décédés.*

Les courbes de température chez les blessés du crâne décédés, trépanés ou non trépanés, m'ont fourni les remarques suivantes :

Un blessé entre avec 37°4, atteint le soir 39°2, le lendemain 39°4 et 39°8, puis 40°4. Il meurt le troisième jour avec une température de plus de 41° (41°6), parfois le deuxième jour avec 41°2. J'ai vu la température de 39° à l'arrivée monter aussitôt à 40°8. Mort rapide avec *ascension thermique fatale.*

Au lieu d'avoir une ascension immédiate, la température peut osciller entre 37°4 et 38°6 pendant douze jours et laisser croire à une évolution favorable de l'intervention. Soudain elle s'élève à 40°4 et persiste pendant cinq jours et la mort s'ensuit. *Ascension thermique retardée.*

Quelques blessés semblent évoluer vers la guérison. Leur température dépasse à peine 37° pendant cinq jours, le sixième jour elle s'élève à 40°6 puis à 41° vers le dixième jour.

Deux séries sont déconcertantes au point de vue température et prouvent une fois de plus combien le pronostic doit être réservé. Une première série de trépanés offre un *type descendant brusque initial* de 39°8 à 37°4 en deux jours. La température remonte à 41° et redescend régulièrement jusqu'au seizième jour. A ce moment seulement, la température subit un mouvement ascensionnel progressif. *La mort survient parfois le vingt-quatrième jour avec une température dépassant 42°.* Une seconde série aussi déconcertante est figurée par la température normale de blessés trépanés qui meurent au bout du septième jour, avec une température ne dépassant pas 38 2.

Obs. XXI. — D... C., 24 ans, 1re Classe, blessé le 7 avril 1915 à 15 heures, à Marchéville. Plaie pénétrante du crâne par éclat d'obus, légèrement

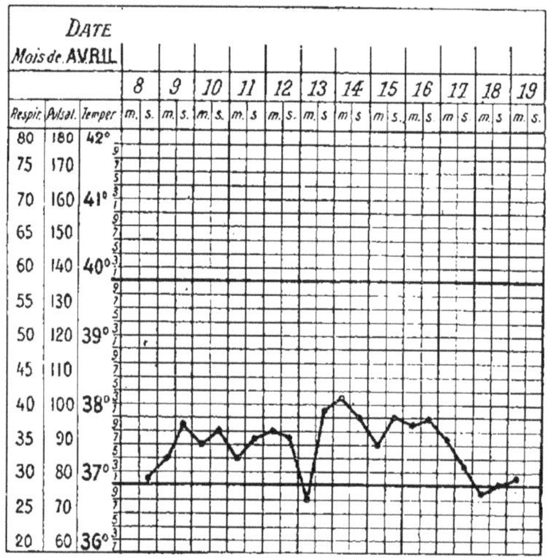

Fig. 76.

à droite de la ligne de suture bipariétale. Trépanation. Enfoncement d'esquilles dans la substance cérébrale. Ouverture du sinus longitudinal supérieur. Entrée 8 avril 1915, évacué 23 avril.

Obs. XXII. — T... J., 27 ans, 2e Classe, blessé le 8 avril 1915 à Lacroix-sur-Meuse. Plaies par éclats d'obus; plaies multiples de la face, blessure de la région frontale droite à 5 centimètres au-dessus de l'œil droit. Écrasement des troisièmes phalanges du médius et de l'annulaire gauche ; fracture de la troisième phalange du médius gauche et de la première phalange du pouce gauche ; blessure et perte complète de l'œil droit ; blessure de la jambe gauche, tiers moyen face interne.

Le 9 avril, trépanation. Le 21, désarticulation de la troisième phalange du médius gauche et débridement de la première phalange du pouce gauche; débridement de la jambe gauche, drainage; extraction de petits éclats d'obus du médius, du pouce et de la jambe gauche.

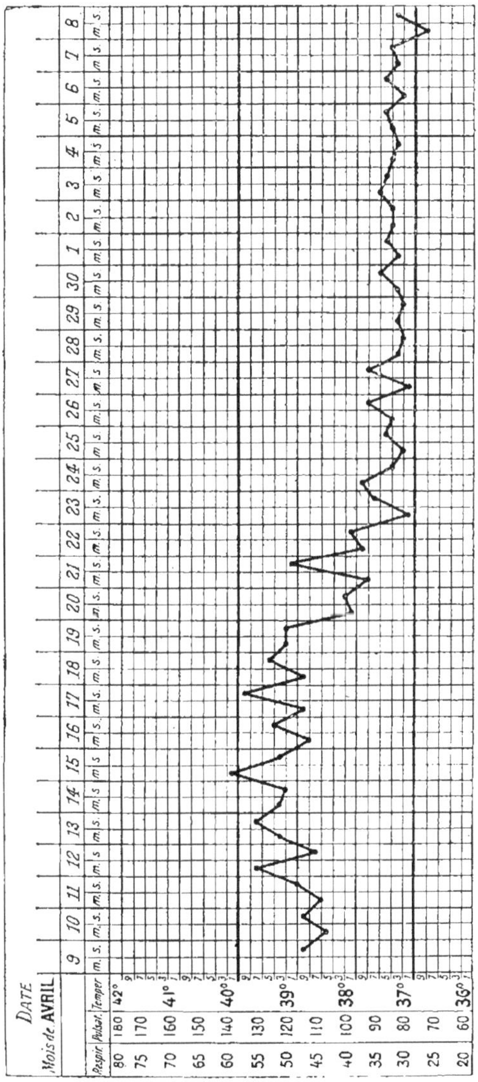

FIG. 77.

Entrée 9 avril 1915. Évacué 12 mai 1915 sur l'Hôpital N° 4 de Verdun, service des yeux (Dr Canque).

Obs. XXIII. — S... A.-E.-L., 2e Classe, blessé le 27 avril 1915 à 12 heures aux Éparges. Plaie par éclat d'obus ; plaie de la région temporale supé-

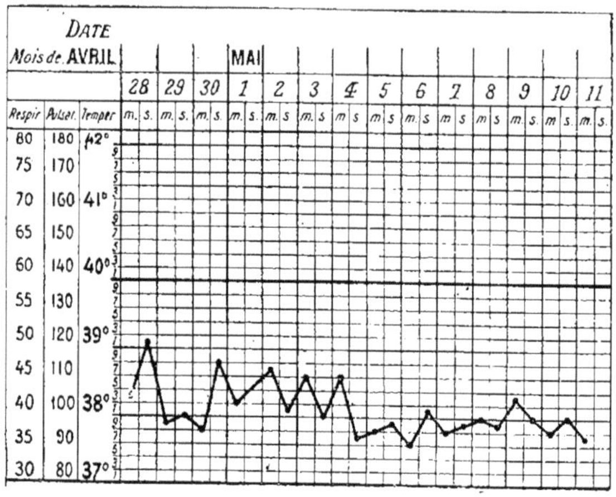

Fig. 78.

rieure gauche ; plaie de la région préauriculaire gauche ; plaie de la région pariétale droite ; plaie occipitale supérieure gauche.

Le 28 avril 1915, trépanation pariéto-temporale et exploration occipitale gauche. Entrée le 27 avril 1915, évacué le 16 mai.

Obs. XXIV. — G... L.-M., 2e Classe, blessé le 5 mai 1915 à la Tran-

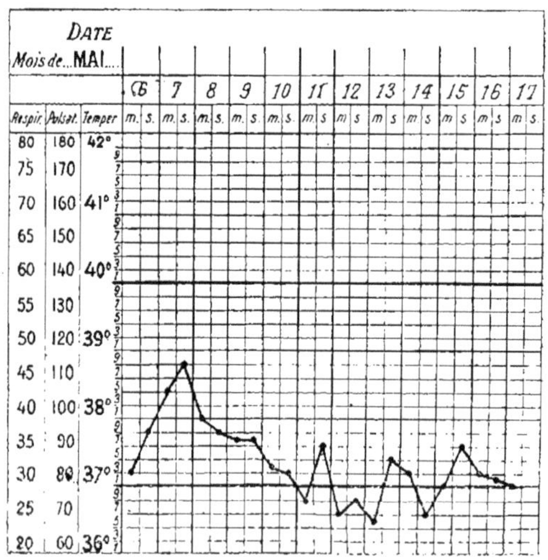

Fig. 79.

chée de Calonne. Enfoncement cranien occipito-pariétal supérieur par balle de fusil. Trépanation le 6 mai. Hémorragie du sinus longitudinal supérieur lésé par une esquille. Entrée le 6 mai 1915, évacué le 18 mai.

Obs. XXV.— C... R., 2e Classe, blessé le 30 avril 1915 à Riaville. Enfoncement pariétal gauche par éclat d'obus; contusions de l'avant-bras et de la main gauche ; hémiplégie droite sans paralysie faciale. Trépanation

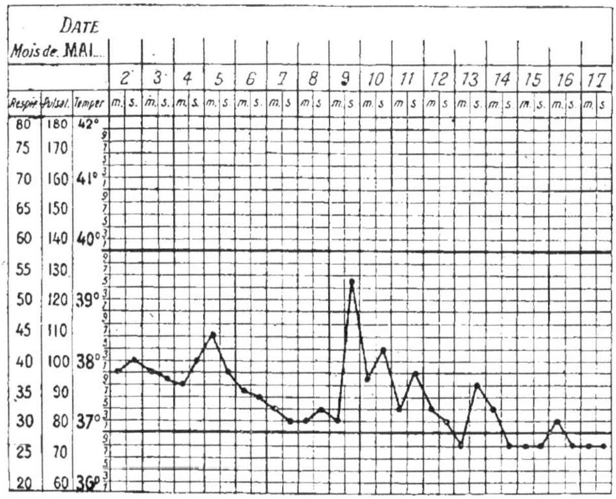

Fig. 80.

pariétale le 2 mai ; hémorragie du sinus longitudinal supérieur perforé par fragment de table interne; hémorragie méningée, ligature de l'artère temporale; curettage de la plaie préauriculaire. Le 18 mai, une crise d'épilepsie jacksonienne. Entrée 1er mai 1915. Evacué le 18 mai.

Obs. XXVI. — T... L.-M.-H., 2e Classe, blessé le 3 mai 1915 au bois Bouchot. Enfoncement cranien temporal droit par éclat d'obus. Hémorragie du conduit auditif externe. Trépanation temporale droite le 5 mai. Crises d'épilepsie jacksonienne. Entrée 4 mai 1915, évacué 25 mai.

Obs. XXVII. — T... J., 20 ans, 2e Classe, blessé le 18 juin 1915 à 17 heures. Aucun autre renseignement. Plaie de la région temporo-pariétale gauche par balle. Enfoncement, embarrure, fente minime de la dure-mère; un peu de parésie du bras droit et de gêne de la parole. Trépanation,

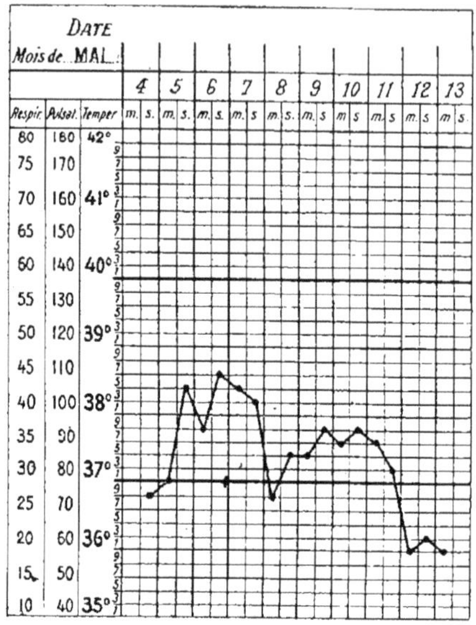

FIG. 81 (obs. XXVI).

ponction lombaire (sang presque pur), ablation de projectile à l'Ambulance où il est soigné depuis le 21 juin. Entrée à l'Hôpital 28 juin 1915, évacué 30 juin.

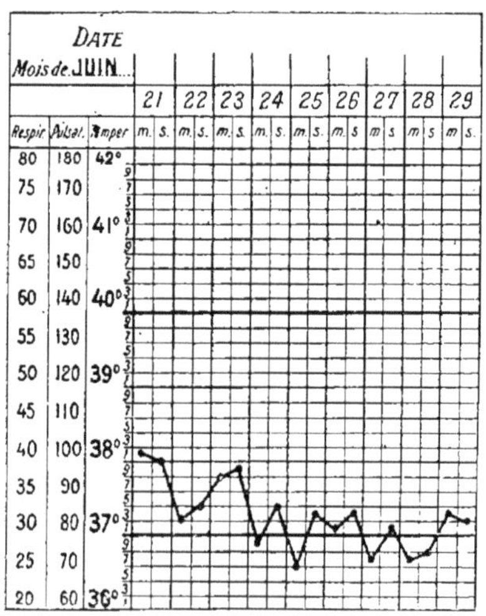

FIG. 82 (obs. XXVII).

Obs. XXVIII. — M... L., 24 ans, sergent, blessé le 23 juin 1915 à la Tranchée de Calonne. Arrachement de la main droite au niveau du

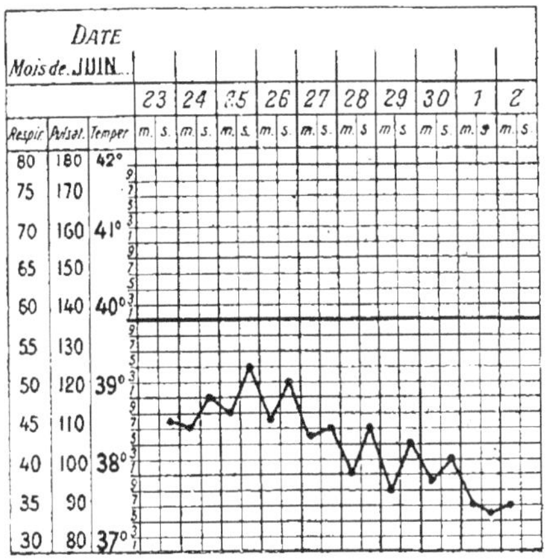

Fig. 83.

poignet ; plaie de la région temporale droite avec enfoncement cranien par éclat de bombe. Le 24 juin 1915, amputation de l'avant-bras droit ; trépanation temporo-pariétale droite. Entrée 23 juin 1915. Evacué 3 juillet.

Obs. XXIX. — S... E., 23 ans, sergent, blessé le 22 juin 1915 à 2 heures à la Tranchée de Calonne. Plaie de la région pariéto-occipitale gauche par éclat d'obus. Trépanation le 22 juin 1915 ; le sinus latéral est ouvert au cours de la trépanation ; paralysie du membre supérieur droit. Entrée 22 juin 1915, évacué 12 juillet.

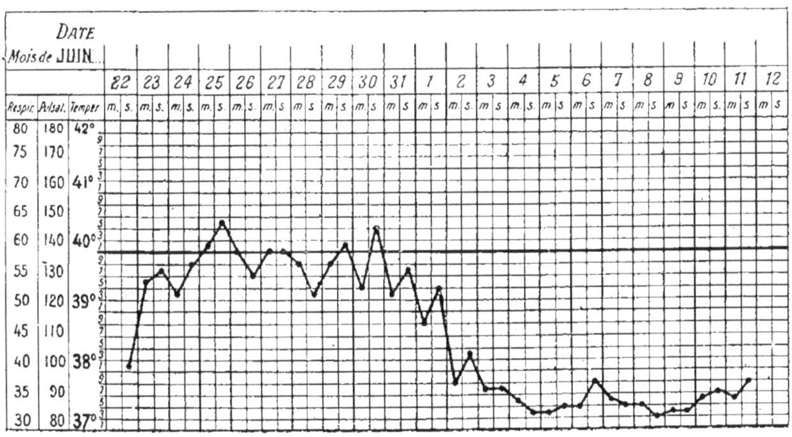

Fig. 84.

OBS. XXX. — H... E.-J.-M., 21 ans, 2ᵉ Classe, blessé le 25 juin 1951 à 1 heure à la Tranchée de Calonne. Plaie de la région frontale gauche

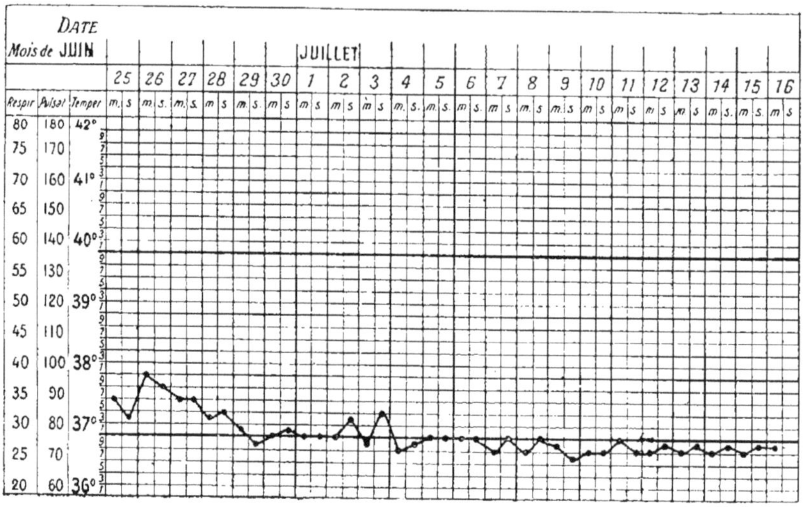

FIG. 85.

avec enfoncement cranien par éclat d'obus. Trépanation frontale gauche le 25 juin 1915. Entrée 25 juin 1915, évacué 16 juillet 1915.

OBS. XXXI. — D... P.-U., 25 ans, 2ᵉ Classe. Pas de renseignements,

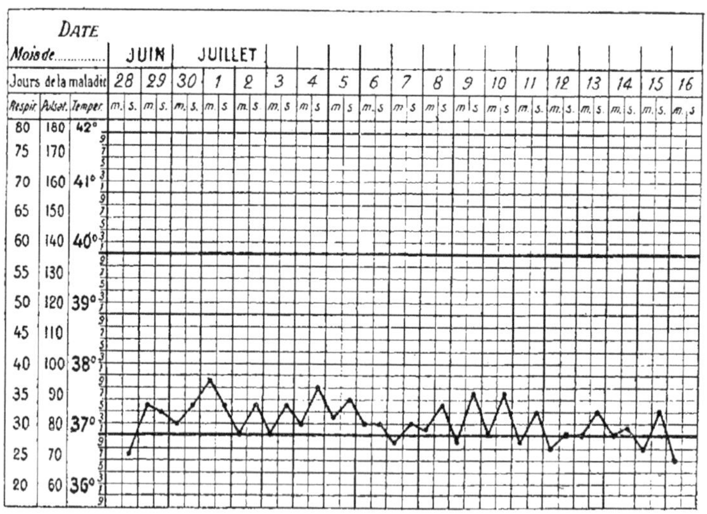

FIG. 86.

vu l'état comateux du blessé. Séton intra-cranien pariéto-occipital gauche, de région pariétale supérieure à région occipitale inférieure gauche. Hémiplégie droite. Trépanation pariétale gauche le 28 juin 1915. Entrée 28 juin 1915, évacué 16 juillet.

Obs. XXXII. — U... A.-L., 26 ans, 2e Classe, blessé le 30 juin 1915 à 15 heures à la Tranchée de Calonne. Plaie intra-crânienne fronto-tempo-

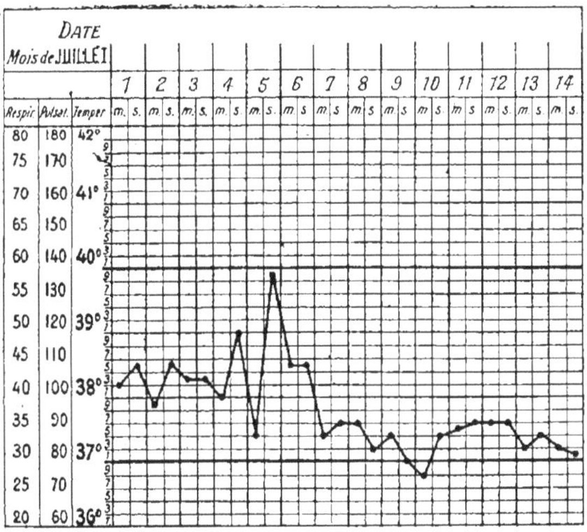

Fig. 87.

rale par grenade. Coma. Trépanation le 1er juillet 1915. Entrée 1er juillet 1915, évacué 16 juillet.

Obs. XXXIII. — L... A., 27 ans, 2e Classe, blessé le 5 juillet 1915 à

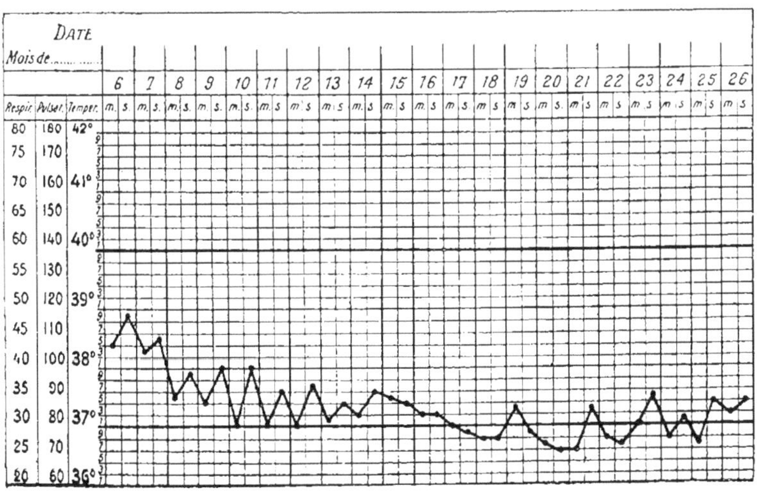

Fig. 88.

14 h. 1/2 à la Tranchée de Calonne. Plaie avec large enfoncement de la région pariétale supérieure droite par éclat d'obus ; hémiplégie gauche. Trépanation le 6 juillet 1915 ; amélioration de l'hémiplégie, retour partiel des mouvements. Entrée 6 juillet 1915, évacué 26 juillet.

Obs. XXXIV. — G... E.-Z., 20 ans, 2e Classe, blessé le 6 juillet 1915 à 11 heures à la Tranchée de Calonne. Plaies multiples du cuir chevelu

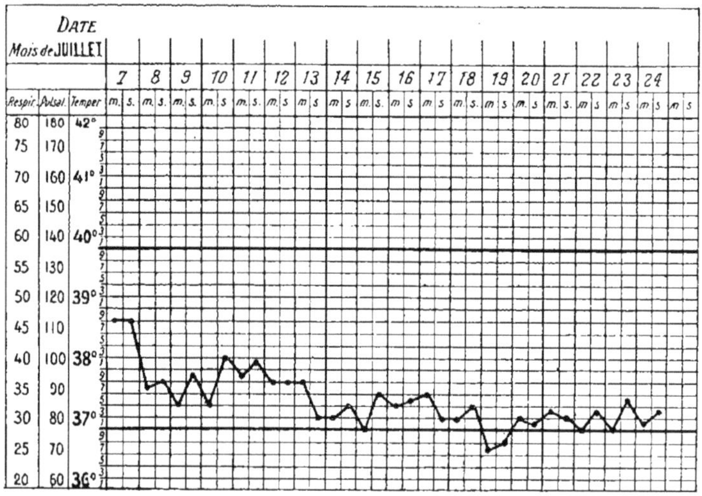

Fig. 89.

et plaie intra-cranienne pariétale postérieure gauche par éclats d'obus ; hémiplégie droite incomplète. Trépanation le 6 juillet 1915; amélioration de l'hémiplégie ; retour partiel des mouvements. Entrée 6 juillet 1915, évacué 26 juillet.

Obs. XXXV. — J... C.-J., 30 ans, 2e Classe, blessé le 5 juillet 1915 à 8 h. 1/2 à la Tranchée de Calonne. Plaie du crâne par éclat d'obus; enfoncement occipital. Trépanation occipitale le 7 juillet 1915. Entrée 7 juillet 1915, évacué 1er août.

Obs. XXXVI. — F... C., 38 ans, 2e Classe, blessé le 30 juin 1915 à 18 heures à Lacroix-sur-Meuse. Plaie frontale droite intra-cranienne ; plaies multiples du bras, de la face et particulièrement du nez par éclat

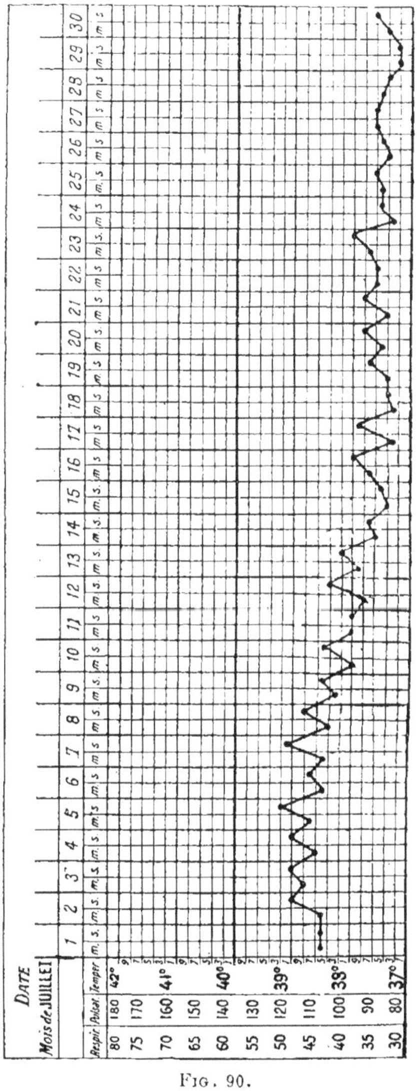

Fig. 90.

d'obus. Diminution de la vue de l'œil gauche. Communication de la cavité cranienne avec les fosses nasales (voir fig. 67). Trépanation le 1er juillet. Entrée 1er juillet 1915, évacué 1er août.

Obs. XXXVII. — S. . L., 27 ans, caporal, blessé le 10 juillet 1915 à 19 heures aux Eparges. Plaie sous-claviculaire externe droite ; deux petites plaies des parties molles antérieures de la cuisse droite ; plaie du

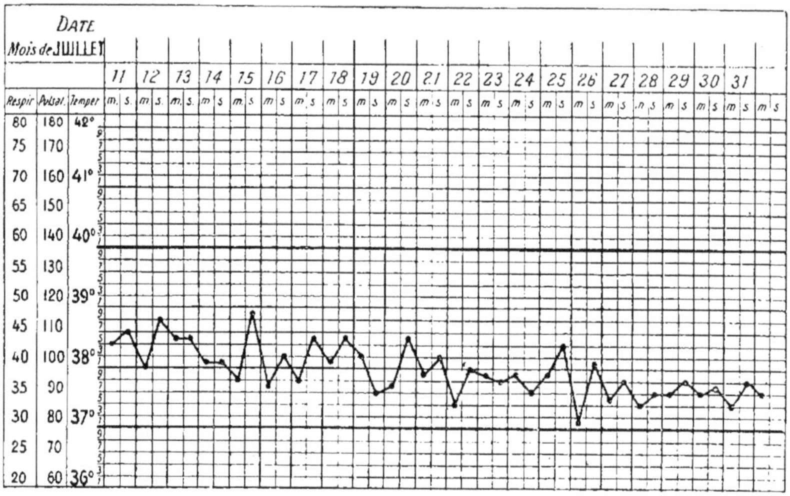

Fig. 91.

poignet droit, sectionnant toutes les parties molles; lésion de l'articulation et du carpe ; plaie pénétrante supérieure gauche intra-cranienne par éclat d'obus. Trépanation le 11 juillet 1915. Entrée 11 juillet 1915, évacué 1er août 1915.

Obs. XXXVIII. — J...Y.-M.,38 ans, 2e Classe, blessé le 18 juillet à 2 heu-

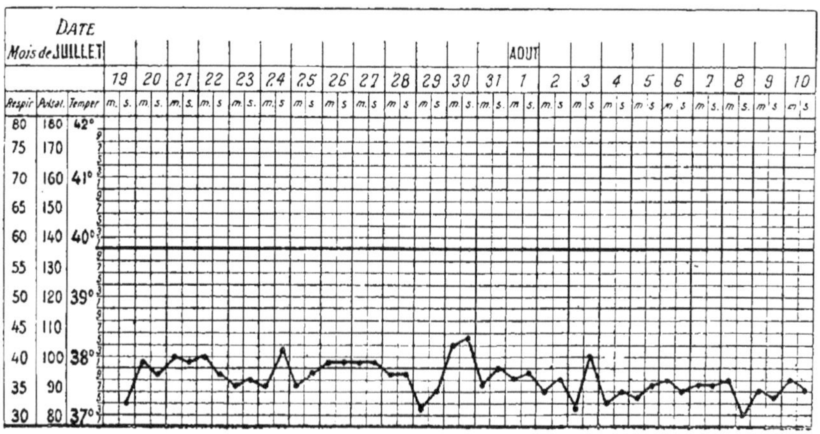

Fig. 92.

res à la Tranchée de Calonne. Grave lésion cranienne dans la région pariéto-temporale droite par balle; fracture étendue; hémiplégie gauche. Trépanation le 19 juillet; bouillie cérébrale à l'ouverture de la dure-mère. Entrée le 19 juillet, évacué 10 août.

Obs. XXXIX.— L... J.-B.-J., 31 ans, 2e Classe, blessé le 17 juillet 1915 à 4 h. 1/2 près de Champlon. Deux petites plaies de la région temporale

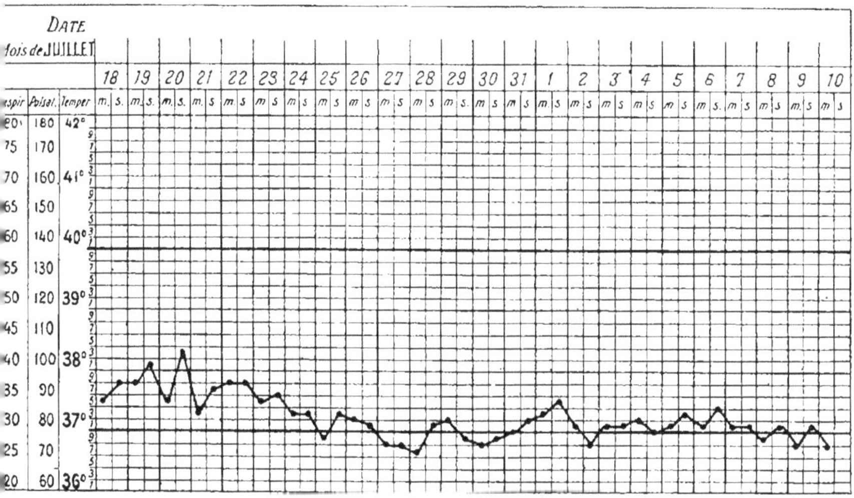

Fig. 93.

gauche, dont une avec lésion de la boîte cranienne, par éclat d'obus. Trépanation le 18 juillet 1915. Entrée 18 juillet 1915, évacué 10 août.

Obs. XL. — L.. L.-A., 24 ans, 2e Classe, blessé le 17 juillet 1915 à 7 heures aux Eparges. Plaie frontale droite avec enfoncement de la boîte cranienne par balle. Trépanation fronto-pariétale le 18 juillet 1915. Entrée 18 juillet 1915. Evacué 10 août.

Obs. XLI. — D...L.,37 ans, 2e Classe, blessé le 22 juillet 1915 à 9 heures au bois Le Bouchot. Premier pansement à 9 h. 1/4 par lieutenant. Deuxième pansement à 11 heures à l'Ambulance par médecin-major. Plaie de la région occipitale inférieure par éclat d'obus; ouverture de la dure-mère; issue de matière cérébrale; amaurose complète à l'entrée. Trépanation le 23 juillet 1915, la vue revient peu à peu. Entrée 23 juillet 1915 à 17 heures. Evacué 10 août.

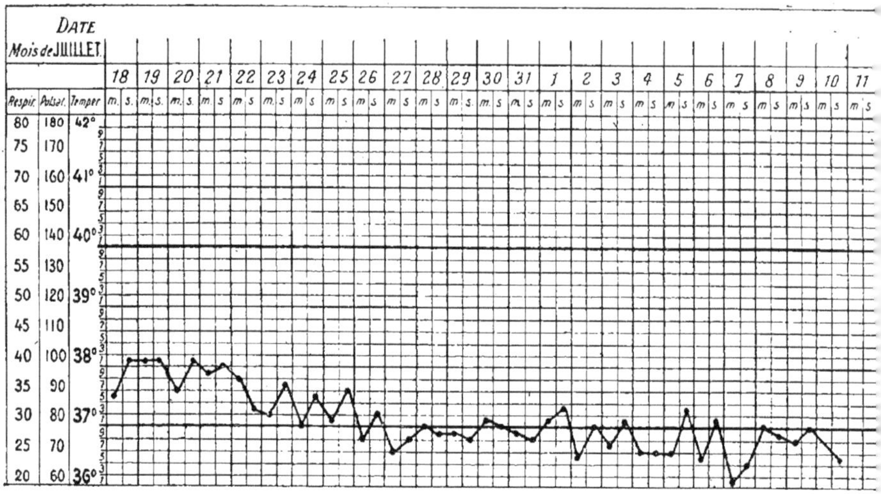

FIG. 94 (obs. XL).

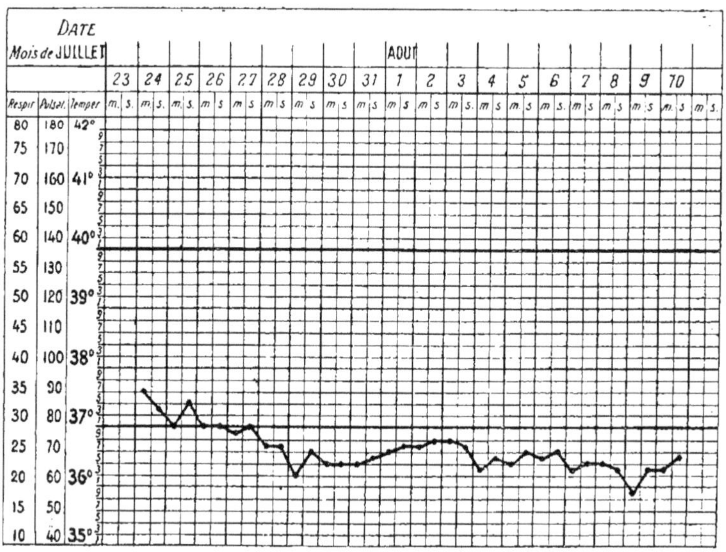

FIG. 95 (obs. XLI).

Obs. XLII. — L... J.-D.-A., 41 ans, 2e Classe, blessé le 23 juillet 1915 à 17 heures 1/2 au bois de Montricelle près d'Herméville. Plaie occipitale latérale droite avec enfoncement intra-cranien par éclat d'obus. Le

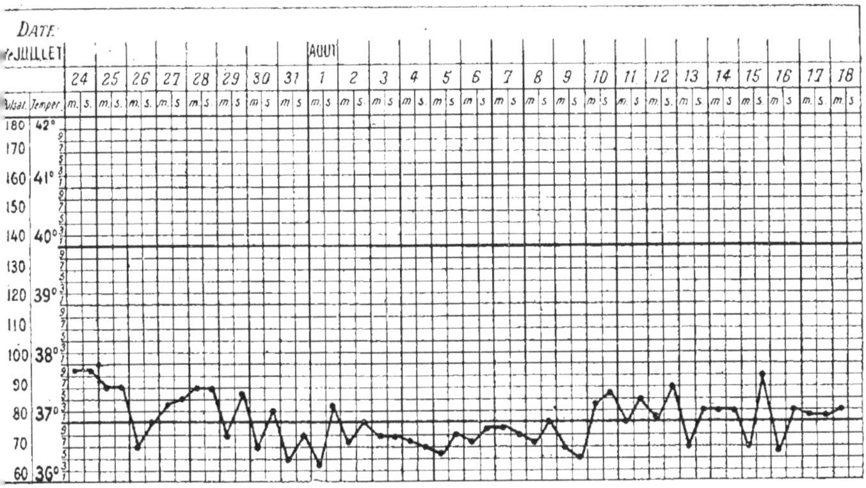

Fig. 96.

24 juillet, trépanation large et ablation de toutes les esquilles en dépression. Entrée 23 juillet 1915, évacué 18 août.

Obs. XLIII. — T... N.-R., 33 ans, 2e Classe, blessé le 30 juillet 1915 à 14 heures au bois des Chevaliers. Fracture du crâne au niveau de la ré-

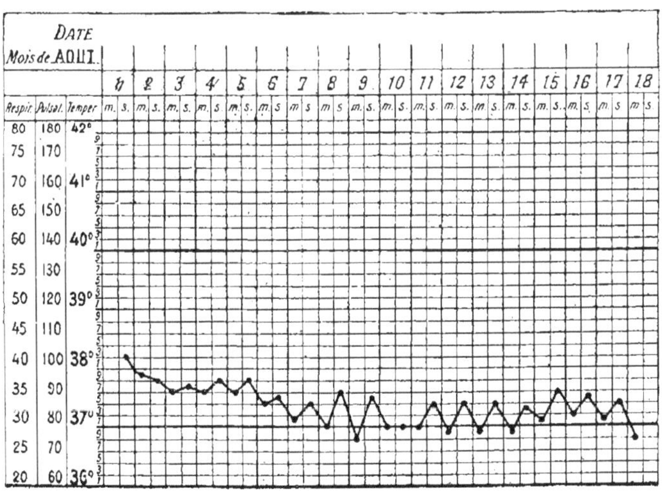

Fig. 97.

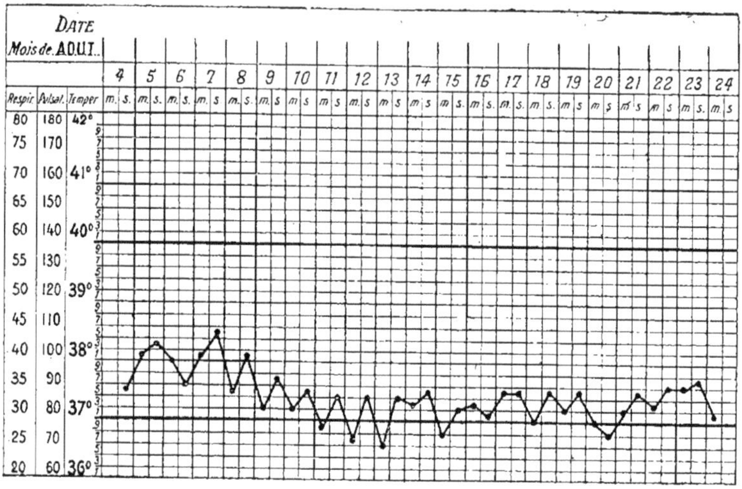

Fig. 98 (obs. XLIV).

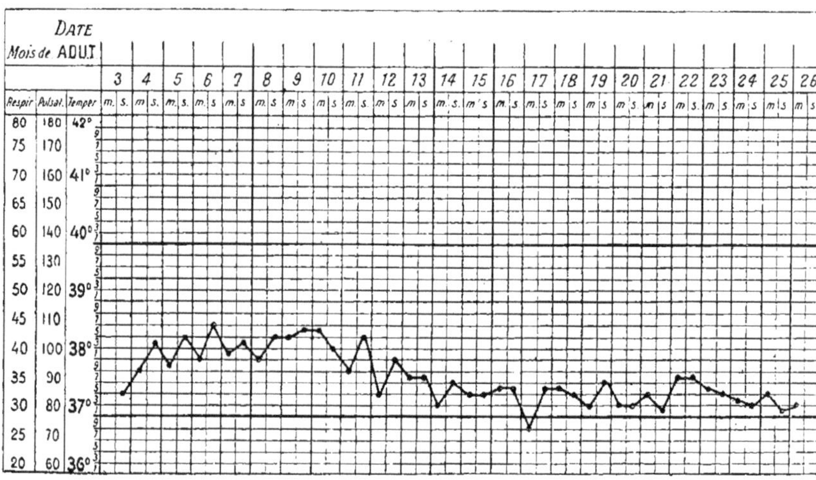

Fig. 99 (obs. XLV).

gion temporale droite avec enfoncement; plaie du cuir chevelu par éclat d'obus. Trépanation le 30 juillet à l'Ambulance. Entré à l'Hôpital N° 1 le 1er août 1915. Evacué le 18 août 1915.

Obs. XLIV. — R... P.-J.-M., 20 ans, 2e Classe, blessé le 3 août 1915 à 15 heures aux Eparges. Deux plaies intracraniennes frontales gauches ; estafilade du cuir chevelu postérieur occipito-pariétal droit par bombe à main; vision nulle de l'œil gauche. Trépanation frontale double le 4 août 1915. Entrée 4 août 1915, évacué 24 août sur l'Hôpital N° 4 de Verdun, service des yeux (Dr Cauque).

Obs. XLV. — T... J., 37 ans, 2e Classe; chute accidentelle sur la tête le 3 août 1915 à Sommedieue. Fracture du crâne; contusion et éraflure de toute la partie gauche du crâne; deux plaies contuses temporales; ecchymose sus-palpébrale ; état demi-comateux. Trépanation à l'arrivée le 3 août 1915. Evacué 26 août 1915.

Obs. XLVI. — G... E., 33 ans, 2e Classe, blessé le 1er août 1915 à 21 heu-

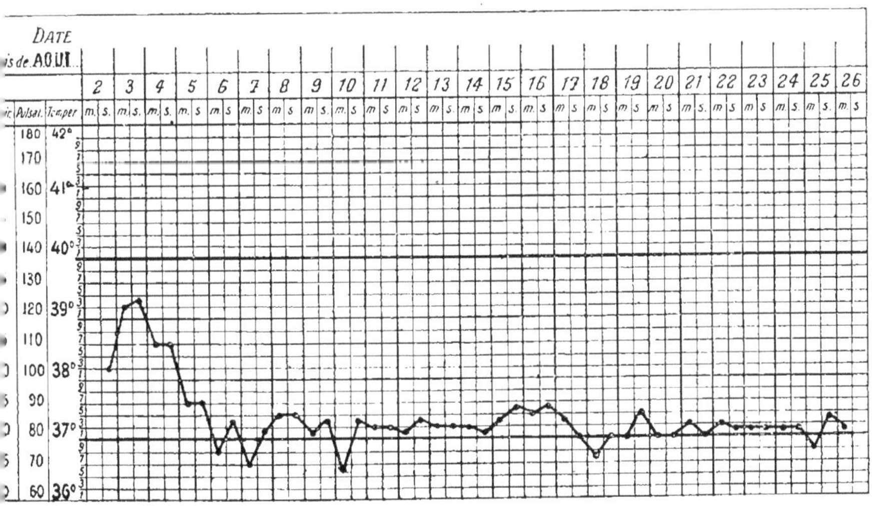

Fig. 100.

res et demie à la Tranchée de Calonne. Premier pansement à 22 heures au poste de secours où il a pu se rendre à pied. Deuxième pansement à l'ambulance. Plaie de la jambe gauche; trois plaies de la cuisse et de la fesse gauches; séton postérieur du bras droit; lésion de la voûte cranienne par bombe à main. Trépanation le 2 août 1915, extraction de deux projectiles encastrés dans l'occipital. Entrée 2 août 1915, évacué 26 août.

OBS. XLVII. — A... E.-L., 37 ans, 2e Classe, blessé le 4 août 1915 à 21 heures à Fresnes-en-Wœvre. Plaie intéressant la totalité du cuir chevelu; plaie frontale avec léger enfoncement incomplet au niveau du sinus

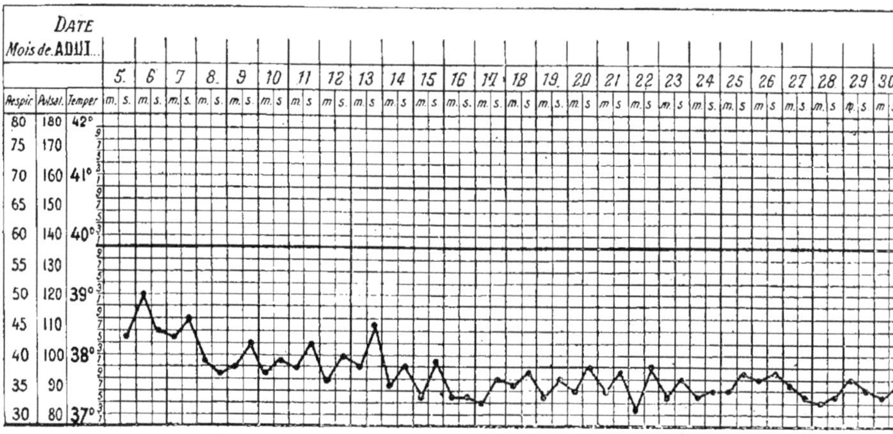

FIG. 101.

gauche par éclat d'obus. Plaies multiples et séton du bras et de l'avant-bras gauches (lésion osseuse et articulaire). Désinfection et nettoyage de la plaie. Entrée 5 août 1915, évacué 30 août.

OBS. XLVIII.—S... J., 34 ans, caporal, blessé le 11 août 1915 à 7 heu-

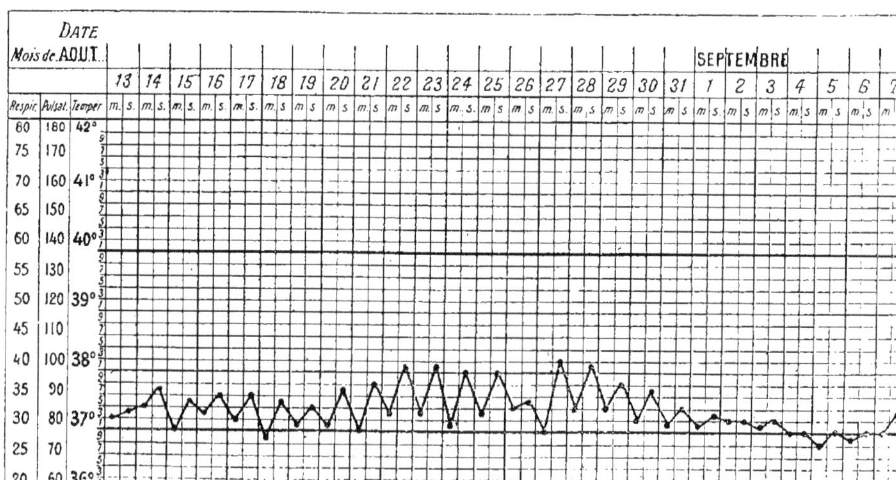

FIG. 102.

res aux Eparges. Le blessé ne peut fournir d'autre renseignement. Plaie de la région frontale gauche intra-cranienne par projectile. Radiographie :

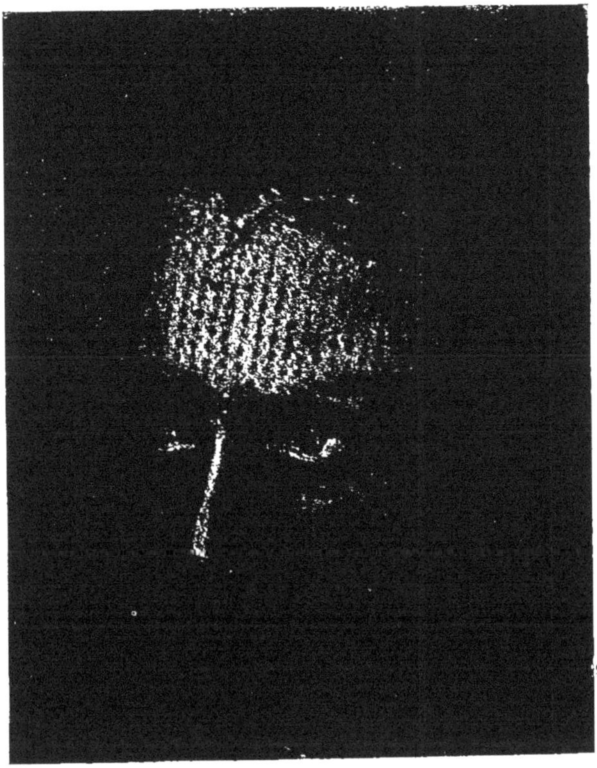

FIG. 103.

projectile repéré à la région centrale postérieure. Trépanation le 13 août 1915 sans extraction de projectile. Entrée 13 août 1915, évacué 8 septembre.

Obs. XLIX. — G... P., 33 ans, caporal, blessé le 5 avril 1915 aux Eparges. Plaie pénétrante du crâne par éclat d'obus, plaie en coup de hache

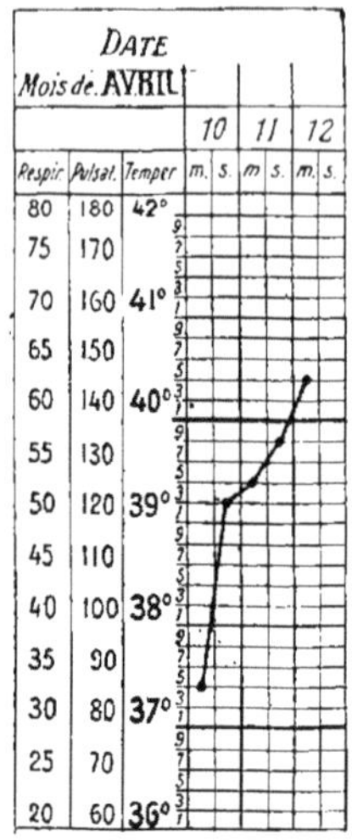

Fig. 104.

transversal au niveau de la région occipitale. Trépanation à l'Ambulance Entrée le 8 avril 1915. Décès le 12 avril 1915, à 12 h. 1/2.

Obs. L. — D... J., 29 ans, 2e Classe, blessé le 23 juin 1915 à la Tranchée

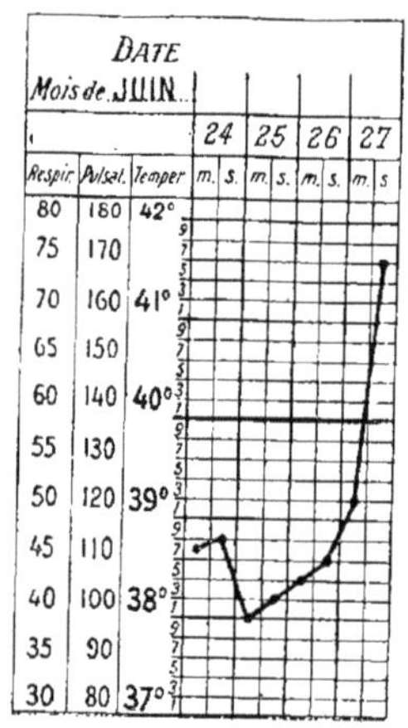

Fig. 150.

de Calonne. Plaie intra cranienne par éclat d'obus ; paralysie du membre supérieur gauche ; agitation ; aphasie. Trépanation pariétale droite le 25 juin. Entrée 24 juin 1915. Décès 28 juin à 15 heures.

Obs. LI. — V... A., 24 ans, 2e Classe, blessé le 23 juin 1915 à la Tranchée de Calonne. Plaies pénétrantes de la tête, du coude droit et de la

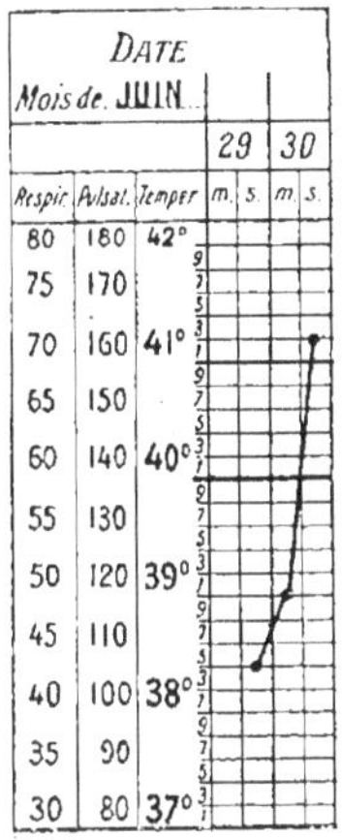

Fig. 106.

cuisse droite par éclats d'obus. Trépanation temporale droite le 29 juin. Entrée 29 juin 1915. Décès 30 juin à 18 heures.

Obs. LII. — D... E., 23 ans, 2e Classe, blessé le 24 juin 1915 à 8 heures à la Tranchée de Calonne. Plaie de la région temporo-pariétale pos-

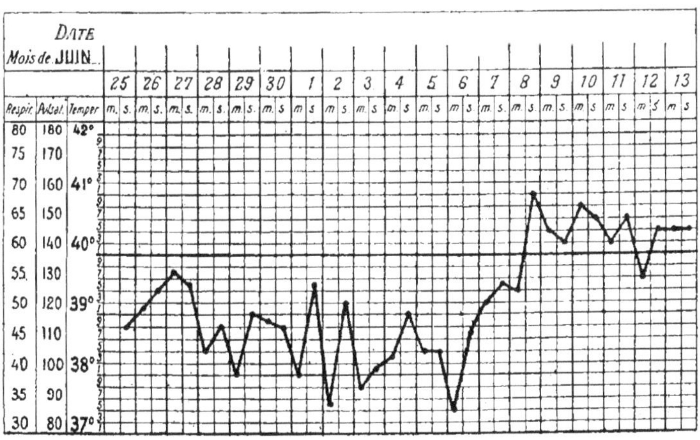

Fig. 107.

térieure droite et antérieure gauche par éclat d'obus; plaie de la région auriculaire postérieure droite avec section du pavillon de l'oreille; infection et complication parasitaire. Trépanation le 25 juin et suture de l'oreille droite. Entrée 25 juin 1915. Décès 14 juillet à 5 h. 15.

Obs. LIII. — H... E., 24 ans, 2e Classe, blessé le 23 juin 1915 à la Tranchée de Calonne. Séton intra-cranien pariétal droit par éclat d'obus.

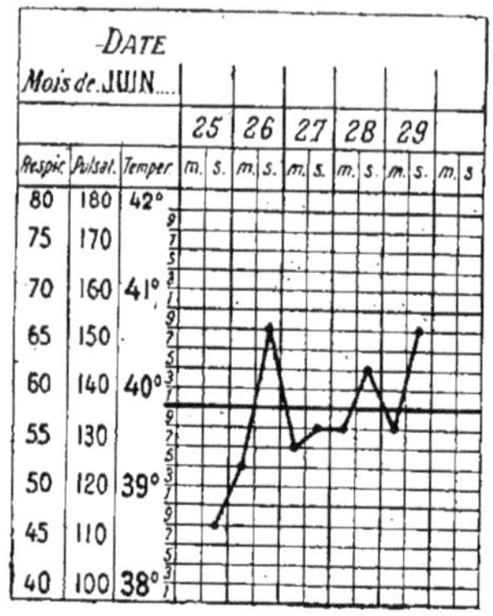

Fig. 108.

Hémiplégie gauche. Dégurgitation cérébrale. Trépanation le 25 juin Entrée 24 juin 1915. Décès 29 juin à 20 heures.

Obs. LIV. — B... L., 26 ans, 2e Classe, blessé le 28 juin 1915 à la Tranchée de Calonne. Séton intra-cranien de la région temporale inférieure

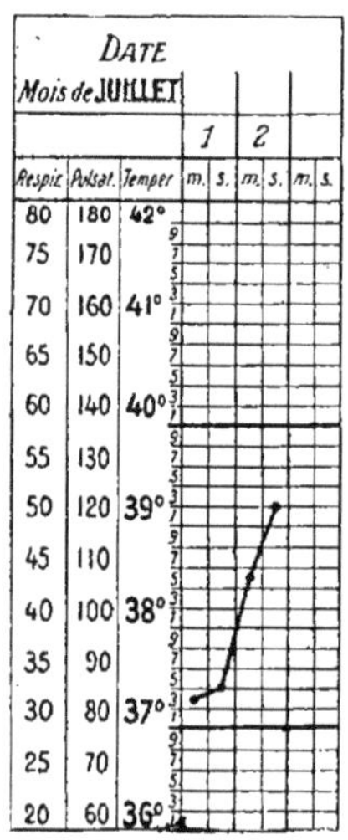

Fig. 109.

droite par éclat de bombe. Hernie cérébrale. Trépanation au niveau de la région pariéto-frontale et mastoïdienne le 1er juillet. Entrée 1er juillet 1915. Décès le 2 juillet 1915 à 20 heures.

Obs. LV. — L... A.-L., 22 ans, 2e Classe. Aucun renseignement vu l'état du blessé. Coma. Large enfoncement de l'occipital par éclatement de bombe avec perte de substance sur la ligne médiane et issue abondante de matière cérébrale ; plaie de la face dorsale de la main gauche avec fracture esquilleuse du deuxième métacarpien ; plaie de la fesse gauche et

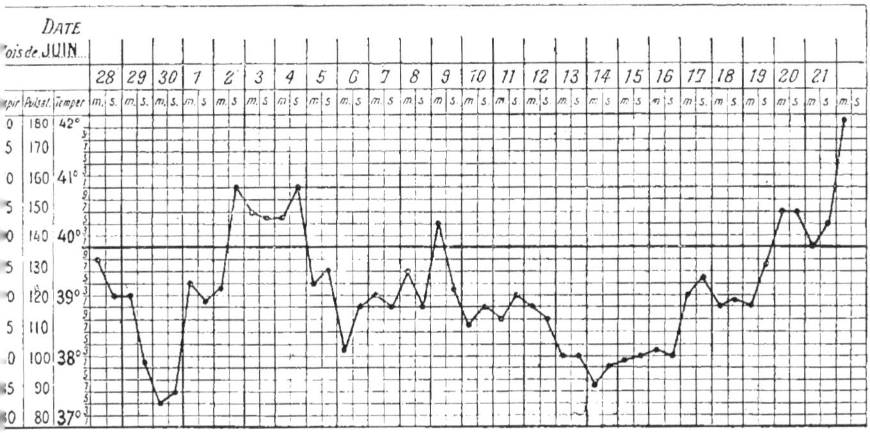

Fig. 110.

du dos. Nettoyage et désinfection des plaies sans trépanation. Entrée 27 juin 1915. Décès 22 juillet à 7 heures.

Obs. LVI. — Le R..., P.-J., 40 ans, 2e Classe, blessé le 17 juillet 1915

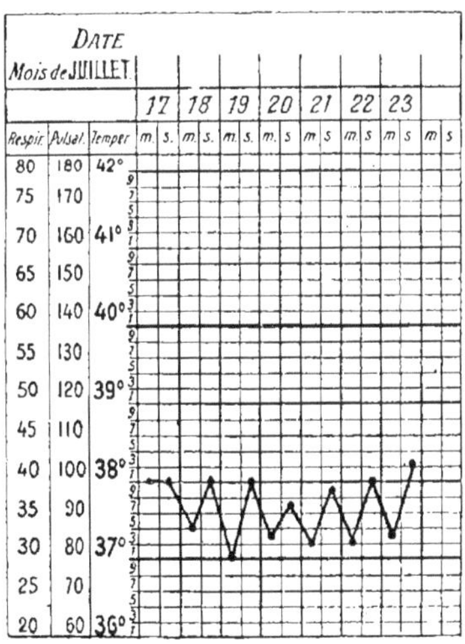

Fig. 111.

à la Tranchée de Calonne. Large plaie de la région frontale moyenne par éclat d'obus ; grave lésion osseuse ; ouverture du sinus longitudinal supérieur ; perte importante de substance cérébrale ; pas de signe de paralysie ; perte de parole et d'audition. Trépanation le 17 juillet 1915. Entrée 17 juillet 1915. Décès 24 juillet à 1 heure.

Obs. LVII. — O... J.-V., 24 ans, 2e Classe, blessé le 19 juillet 1915 à 4 heures dans les tranchées de Riaville. Fracture du crâne par éclatement

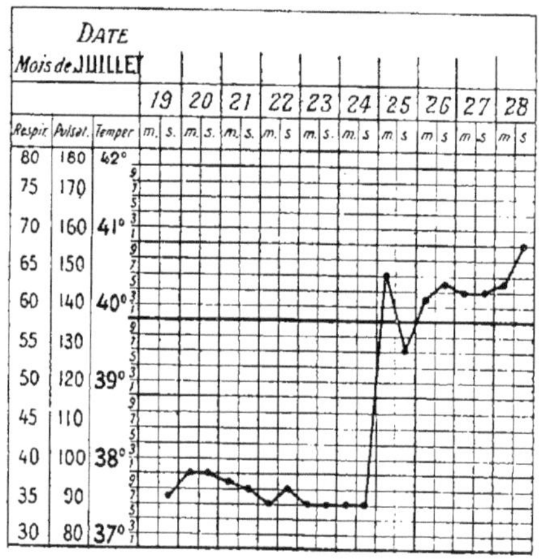

Fig. 112.

de crapouillot ; perte de substance linéaire et minime dans la région pariétale postérieure droite ; ouverture le la dure-mère ; gros foyer hémorragique et de bouillie cérébrale ; esquillectomie et désinfection de la plaie. Entrée 19 juillet 1915. Décès 28 juillet à 21 heures.

Obs. LVIII. — H... A.-C., 34 ans, 2e Classe, blessé le 24 octobre 1915 aux Eparges à 12 heures.

Premier pansement à 13 heures par Médecin-Major ; deuxième pansement le 25 octobre à 10 heures à l'Ambulance. Plaie pénétrante de la région temporale droite avec fracture du crâne et plaie pénétrante à l'avant-bras gauche par éclat de grenade. Trépanation temporale le 25 octobre ; le 29 octobre le malade sort du coma ; le 30 octobre évacuation d'un abcès cérébral à la partie inférieure de la plaie Entré à l'Hôpital N° 1 le 4 novembre ; signes de compression cérébrale ; monoplégie brachiale gauche, paralysie faciale gauche ; coma presque complet ; plaie suppurante. Le pansement à l'alcool supprime en quarante-huit heures toute suppuration. Entrée le 4 novembre 1915. Décès le 12 novembre 1915.

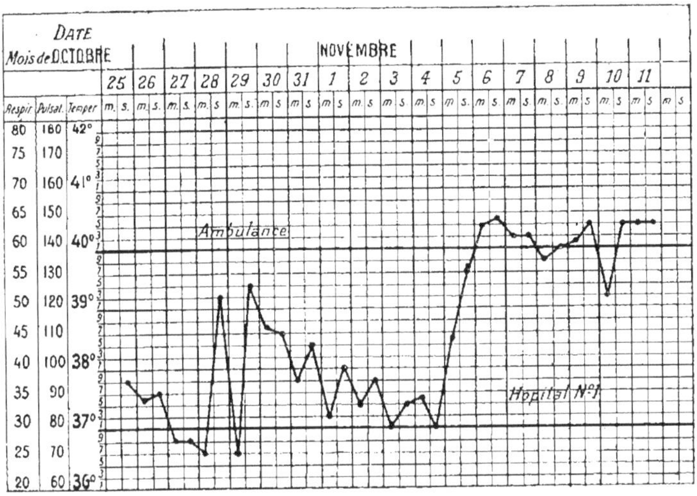

Fig. 113.

Obs. LIX. — C... G., 32 ans, 2e Classe, blessé le 21 juin 1915 à la Tranchée de Calonne. Plaie de la région temporale, frontale et pariétale droite par balle avec vaste fracas osseux. Dégurgitation cérébrale. Trépanation

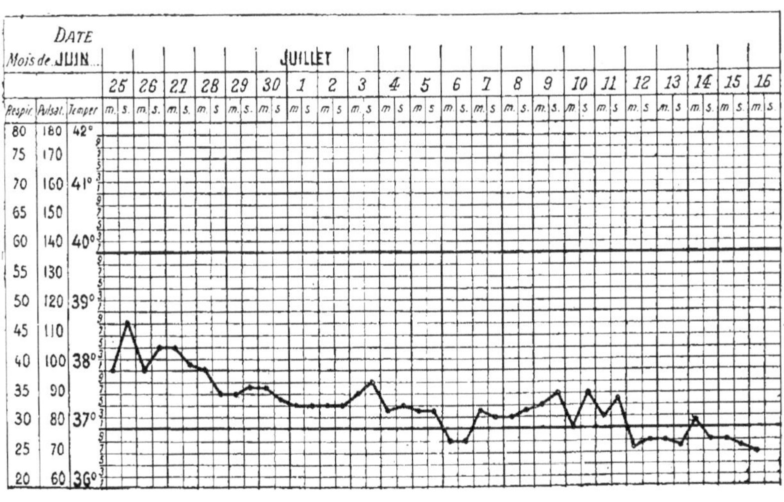

Fig. 114

le 23 juin. Ablation de la portion écailleuse du temporal, extirpation du pariétal, d'une portion du frontal et de la voûte orbitaire. Entrée le 22 juin 1915. Décès le 27 juin à 20 heures.

Lors du premier bombardement de Verdun (4 juin 1915), 4 trépanés ont quitté l'Hôpital N° 5. Le plus ancien a été évacué sept jours après la trépanation de l'Hôpital N° 5 sur l'Hôpital N° 4, le plus récent quatre jours après (D... R., sergent). Leur température maxima était de 38°2. Quelques jours après, ils ont été évacués sur l'intérieur. Tous ont survécu comme je l'ai su depuis.

Il ne faudrait pas en déduire que c'est impunément que des trépanés peuvent être transportés en des déplacements successifs et lointains peu de temps après l'intervention chirurgicale. Car l'expérience nous a montré que des trépanés d'Ambulance, transportés quelques jours après l'intervention, avaient à leur entrée à l'hôpital une ascension brusque de température à laquelle n'étaient certainement pas étrangers le cahotement et les secousses subis par le blessé pendant le transport en voiture de l'Ambulance à l'Hôpital.

CHAPITRE IV

Conclusions

I. — Dans les cas d'enfoncements craniens ou de perforations craniennes *la trépanation doit être pratiquée le plus tôt possible.*

II. — *L'alcool à 95 degrés est à mon avis bien supérieur au formol* que j'ai d'ailleurs employé par comparaison.

III. — *Avec mon procédé les sutures ont toujours été parfaites*, et jamais je n'ai eu la moindre suppuration des plaies, les photographies ci-jointes le prouvent ; les lambeaux tiennent solidement.

IV. — *La trépanation est une opération bénigne.* Tous mes trépanés ont été soignés dans la salle commune, au milieu du bruit et de l'agitation de la salle. Tous ont reçu à leur entrée à l'hôpital une injection de sérum antitétanique. *Les suites opératoires ont toujours été des plus simples*, sauf dans les cas de destruction complète du cerveau ou dans le cas d'infections déjà anciennes où le cerveau est putride, sphacélé, et le siège grouillant de vermine, comme dans certaines observations qui ne trouvent pas leur place dans ce travail restreint. Les malades ne sont pas soumis à un régime spécial. Le pansement est en général fait tous les deux jours (lavage alcoolisé à 95 degrés et compresse de gaze alcoolisée).

V. — La trépanation :

a) détermine *la décompression du cerveau.*

b) agit en tant que *saignée générale* ;

c) permet *d'extraire les corps étrangers et les esquilles osseuses* ;

d) facilite *la désinfection des tissus* ;

e) *prévient l'infection du cerveau.*

La trépanation est une opération simple qui constitue une *thérapeutique des plus efficaces dans les traumatismes du cerveau.*

MAYENNE IMPRIMERIE CHARLES COLIN

www.ingramcontent.com/pod-product-compliance
Ingram Content Group UK Ltd.
Pitfield, Milton Keynes, MK11 3LW, UK
UKHW031916260826
14628UKWH00003B/1229

9 782013 703253